現場で使える

臨床研究法

独立行政法人医薬品医療機器総合機構（PMDA）理事長
藤原康弘 編

南山堂

編者

藤原　康弘　独立行政法人医薬品医療機器総合機構（PMDA）理事長

執筆者（執筆順）

中濱　洋子　国立がん研究センター中央病院臨床研究支援部門/看護部門
　　　　　　研究支援担当副看護部長

田代　志門　東北大学大学院文学研究科　准教授

中村　健一　国立がん研究センター中央病院臨床研究支援部門
　　　　　　研究企画推進部　部長

中田はる佳　国立がん研究センター社会と健康研究センター
　　　　　　生命倫理・医事法研究部
　　　　　　国立がん研究センター研究支援センター生命倫理部
　　　　　　COI管理室

片山　宏　　国立がん研究センター中央病院臨床研究支援部門
　　　　　　研究企画推進部企画管理室　室長

加藤　健　　国立がん研究センター中央病院頭頸部内科　科長
　　　　　　国立がん研究センター中央病院臨床研究支援部門
　　　　　　研究実施管理部バイオバンク・トランスレーショナル
　　　　　　リサーチ支援室　室長

山下　紀子　国立がん研究センター中央病院倫理審査事務室　室長
　　　　　　国立がん研究センター研究支援センター生命倫理部
　　　　　　被験者保護室　室長

江場　淳子　国立がん研究センター中央病院臨床研究支援部門
　　　　　　研究企画推進部多施設研究支援室　室長

北村　和生　日本製薬工業協会

伊藤　国夫　日本製薬工業協会

山本　晴子　国立循環器病研究センター　臨床研究管理部長

柴田　大朗　国立がん研究センター研究支援センター生物統計部　部長

序

臨床研究法といかに付き合うか　―臨床研究法は怖くない―

　2012～2014年にかけて，臨床研究の信頼性を揺るがすさまざまな不正事案が明らかとなったことは記憶に新しい．これを受けて，従来からわが国で行われてきた，根拠法をもたない各種の倫理指針が研究，特に臨床研究を規制するわが国の制度への限界を指摘する声が，主に医療界以外から強まった．同時に，厚生労働省が設置した"高血圧症治療薬の臨床研究事案に関する検討会"が示した中間とりまとめ（2013年10月8日）で，「わが国の臨床研究に対する信頼回復のためには早急な対応が必要であり，そのための法制度に係る検討について，国は来年秋を目処に検討を進めるべきである」とされたことが，臨床研究法制定の機運を一挙に後押しをした．さらに，2014年7月22日に閣議決定された"健康・医療戦略"においても，同様のことが言及され，最終的には厚生労働省が設置した"臨床研究に係る制度の在り方に関する検討会"のとりまとめ（2014年12月11日）において，「一定の範囲の臨床研究について法規制が必要」とされ，臨床研究を法で規制する流れが決定的になった．その後，2016年5月から翌年4月にかけて臨床研究法案の国会審議が進み，最終的に2017年4月7日参議院での可決・成立，4月14日臨床研究法が公布，2018年4月1日に施行となった．

　臨床研究法の公布後，法運用の詳細は，通常のごとく，政省令や局長通知，課長通知で決まっていったが，①治験・臨床研究の情報公開に関すること，②倫理審査委員会の中央化等の治験・臨床研究の推進に関すること，③臨床研究法に基づく臨床研究実施基準の策定，重篤な疾病（従来の有害事象に相当）等の報告の評価に関することについては省令（施行規則）の叩き台が，"厚生科学審議会"の傘下に2017年8月2日に設置された"臨床研究部会"において，2018年2月9日開催の第7回まで検討された．その後，2018年3月末までに臨床研究法関連の政省令・通知が発出されたことは記憶に新しい．

　医療界が，この臨床研究法の運用が始まってからのその大変さ（シングルIRB導入というメリットに比べても大きい）に気づき始めたのは，法の公布後である．それを裏づけるように2018年3月から10月にかけて5つのQ＆A集，1つの事例集が厚生労働省から発出されている．多くの補足的資料が出されたにもかかわらず，現場で臨床研究に取り組んでいる研究者は，新しい臨床研究法の何

がポイントになっているのか，具体的に何をどうすればよいのか，困惑しているのが実情といえる．

そこで本書を，臨床試験・臨床研究の適正化と水準向上を図るため，臨床試験・臨床研究に関与するすべての研究者等を対象とした実務マニュアルとすることを目的として構想した．2019年3月末で移行期間が終了し，4月から本格的運用が開始されている今，①臨床研究法の法の対象の解釈，②医療機器研究に及ぼす影響，③企業との研究資金提供を巡る契約のポイントや利益相反管理ポイント，④認定臨床研究審査委員会の運営，⑤ jRCT（Japan Registry of Clinical Trials）への対応，⑥臨床研究法の罰則規定の詳細など，現場が知りたいことについて，新進気鋭の執筆陣がかゆいところに手が届くよう解説している本書を，ぜひ手元に置いて臨床研究に臨んでいただきたい．

2019年7月

藤原康弘

CONTENTS

第1章　臨床研究法の概要と対象

1 臨床研究法の構成と概要　　中濱 洋子　2
1．臨床研究の法規制 　2
2．臨床研究法制定の背景 　3
3．臨床研究法の構成 　7
4．臨床研究法の概要 　8
5．臨床研究登録システム 　15
6．全体を通して 　15

2 臨床研究法の対象範囲　　田代 志門　17
1．臨床研究法の対象となる臨床研究とは 　17
2．研究者が判断し，認定委員会に申請 　19
3．法の遵守義務がある「特定臨床研究」 　19

第2章　特定臨床研究実施の手順と体制

1 モニタリングと監査　　中村 健一　30
1．モニタリング・監査の規定が設けられた背景 　30
2．臨床研究法におけるモニタリング 　31

2 賠償と補償　　中村 健一　38
1．賠償と補償の違い 　39
2．臨床研究法「以外」の規範／規制要件における「補償」 　40
3．臨床研究法における「補償」と新たな臨床研究保険の登場 　43
4．臨床研究と「賠償」 　44
5．臨床研究保険の仕組みと問題点 　46

3 利益相反の管理　　中田 はる佳　48
1．目的は社会への説明責任 　48
2．用意されている様式 　50

4 疾病等の報告　　片山 宏　60
1．疾病等が必要な理由 　60
2．疾病等発生時の対応とその報告に関する規定 　61
3．認定臨床研究審査委員会・厚生労働大臣への報告 　66
4．多施設共同研究の場合の実運用上のポイント 　68

5　主要評価項目報告書と総括報告書　　　　　　片山 宏　70
1．臨床研究に関する情報公開の背景　70
2．WHO が公表を求める項目　71
3．法施行規則第 24 条の詳細　73
4．実運用上のコツ　77

6　研究責任医師の責務　　　　　　加藤 健　79
1．臨床研究の実施と責務　79
2．主な臨床研究に従事する者とその責務　80
3．臨床研究の実施の基準とその手順　82

7　医療機関における体制構築　　　　　　片山 宏　93
1．利益相反事実確認　94
2．管理者の許可手順　96
3．不適合の管理　101
4．救急体制　103
5．問い合わせ窓口　104

8　記録の保存　　　　　　片山 宏　106
1．記録の保存が必要な理由　106
2．記録の作成と保存に関する規定　107

第3章　認定臨床研究審査委員会の審査と厚生労働大臣への報告

1　認定臨床研究審査委員会の要件　　　　　　山下 紀子　112
1．認定臨床研究審査委員会の役割　112
2．認定臨床研究審査委員会の要件（設置者・体制）　113
3．認定臨床研究審査委員会の情報，申請の方法　118
4．審査の方法・実運用　120

2　認定臨床研究審査委員会の審査のポイント　　　　　　田代 志門　124
1．認定臨床研究審査委員会の役割　124
2．審査の視点　125
3．審査のポイント　126

3　認定臨床研究審査委員会／厚生労働大臣への新規申請　　　　　　江場 淳子　132
新規申請　132

4　認定臨床研究審査委員会／厚生労働大臣への変更申請　　　　　　江場 淳子　141
変更申請　141

5　認定臨床研究審査委員会／厚生労働大臣への定期報告と研究の終了
　　　　　　江場 淳子　148
1．定期報告　148
2．研究の終了　153

第4章　研究資金と罰則

1 研究資金の提供と情報公開（契約含む） ……… 北村 和生，伊藤 国夫　160
1．研究資金等の提供に関する情報等の公表 ……………………………………… 160
2．「契約の締結」について …………………………………………………………… 165

2 罰則規定 ……………………………………………………………………… 片山　宏　171
1．罰則規定が設けられた背景 ……………………………………………………… 171
2．罰則規定の詳細 …………………………………………………………………… 172

第5章　臨床研究法をめぐるトピックス

1 多施設共同研究の運用に関する問題点 ……………………………… 江場 淳子　178
1．認定臨床研究審査委員会承認後の実施医療機関内における倫理審査委員会の審査・承認 ……………………………………………………………………… 178
2．認定臨床研究審査委員会や実施医療機関の管理者を介する手続きの重複 …… 179
3．臨床研究の実施に重要な影響を与えない実施計画変更の手続き ……………… 180
4．利益相反の事実確認における機関内の利益相反委員会による審査 …………… 181
5．共通の説明文書および同意文書を用いる工夫 ………………………………… 182

2 医療機器を用いた特定臨床研究の課題 ……………………………… 山本 晴子　183
1．臨床研究法上の臨床研究への該当性 …………………………………………… 184
2．医療機器の臨床開発の特徴 ……………………………………………………… 187
3．医療機器の特定臨床研究の見方 ………………………………………………… 191
4．プログラム医療機器 ……………………………………………………………… 194

3 臨床研究法と先進医療 ………………………………………………… 柴田 大朗　200
1．先進医療制度と臨床研究法 ……………………………………………………… 200
2．経緯 ………………………………………………………………………………… 201
3．先進医療の制度の概略 …………………………………………………………… 202
4．先進医療技術審査部会・先進医療会議における評価 ………………………… 204
5．先進医療の告示とその後の手続き ……………………………………………… 206
6．先進医療終了時の手続き ………………………………………………………… 208
7．その他の留意点 …………………………………………………………………… 208

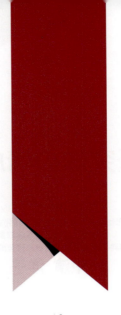

第 1 章

臨床研究法の概要と対象

1

臨床研究法の構成と概要

国立がん研究センター中央病院臨床研究支援部門/看護部門
研究支援担当副看護部長
（執筆時：厚生労働省医政局研究開発振興課）
中濱 洋子

POINT

- 平成30（2018）年4月1日から，一定の範囲の臨床研究が法に基づいて実施されるようになった．
- 臨床研究を実施する基準とその手続きが定められた．
- 認定臨床研究審査委員会による審査意見業務の適切な実施のための措置が定められた．
- 臨床研究に関する医薬品等製造販売業者等からの資金等の提供に関する契約と情報公開が義務づけられた．
- 公的データベース（jRCT）に臨床研究情報が一元管理されるようになった．
- 実施基準等の違反に対し，報告徴収・命令・勧告・罰則が定められた．

1. 臨床研究の法規制

　米国では，FDA関連の米国連邦規則[1]やコモンルールと呼ばれる米国連邦規則[2]，欧州連合（EU）ではEU臨床試験規則[3]によって法規制がされている．わが国においては，これまで，製造販売承認を取得するための臨床試験（治験）の「医薬品，医療機器等の品質，有効性及び安全性の確保等に関する法律」[4]，臨床研究で行う再生医療等の「再生医療等の安全性の確保等に関す

る法律」(以下，再生医療法)[5]によって法規制されていたが，それ以外の臨床研究は「人を対象とする医学系研究に関する倫理指針」(以下，医学系指針)等の法律に基づかない指針によって実施されてきた[6]．

　しかし，後述で示すとおり，さまざまな議論を重ねた結果，「臨床研究法」が制定され，指針に基づいて実施してきた臨床研究の一定の範囲において，法に基づいた実施が開始された[7]．この臨床研究法（以下，法）は，臨床研究を制限するためのものではなく，ルールを明確化し，臨床研究の質を上げることで，臨床研究の対象者や実施された臨床研究の結果に基づいた治療を受ける将来の患者や国民を保護し，適切な医薬品等の開発を通じ，ひいては患者・国民の健康寿命を延伸に資することを期待したものである[8]．

2. 臨床研究法制定の背景

　平成24（2012）年，臨床研究の信頼性を損ねるさまざまな不正事案が明らかとなった[9]．たとえば，高血圧症治療薬ディオバンの臨床研究におけるデータ不正や，高血圧症治療薬ブロプレスの臨床研究（CASE-J）における処方薬の誇大広告の問題などがマスコミにも大きく報道された．

　共通することは，当時の「臨床研究に関する倫理指針」（以下，倫理指針）[10]や，ヘルシンキ宣言に定められた研究を実施する者が備えるべき基本的な研究倫理の違反であり，社会的な信頼を大きく損ねるものであった．主な不正事案を次に示す（**表**）．そのうち，高血圧症治療薬ディオバンの臨床研究不正では，当該臨床研究で用いる薬剤の製造販売業者の元社員が，これらの臨床研究の統計解析作業業務へ関与していたにもかかわらず，それを明らかにしていなかったこと，研究データが人為的に操作され，事実と異なる結論が導き出されていたこと等が明らかになった．主な経緯を次に示す（**図1**）[11]．これを受けて，当該事案の状況把握と対応の検討を行い，再発を防止するため，平成25（2013）年8月，厚生労働大臣（以下，厚労大臣）の下に「高血圧症治療薬の臨床研究事案に関する検討委員会」が設置された．本検討会においては，関係者に対するヒアリングや関係資料の精査を含めた調査等が行われ，平成26（2014）年4月に「高血圧症治療薬の臨床研究事案を踏まえた対応及び再発防止策について（報告書）」がとりまとめられた[12,13]．これまで，わが国で行われる臨床研究については，倫理指針に基づいて実施されてきた．このような状況を踏まえ，研究不正の再発防止策として，倫理指

表 臨床研究法検討の背景にある主な不正事案

	概要
ディオバン事案	ノバルティス社の高血圧症治療薬ディオバンに係る臨床試験において，**データ操作**等があり，試験結果の信頼性や研究者の**利益相反行為**等の観点から社会問題化（平成25年夏）．（東京慈恵会医科大学，京都府立医科大学，滋賀医科大学，千葉大学，名古屋大学が関連）⇒平成26年1月，ノバルティス社を薬事法の誇大広告禁止規定違反の疑いで刑事告発．
タシグナ事案	ノバルティス社の白血病治療薬タシグナに係る臨床試験において，すべての患者データがノバルティス社にわたっていたことなど，実質的にノバルティス社が深く関与していたことが明らかになった．⇒平成26年7月，薬機法の副作用報告義務違反についてノバルティス社に対し業務改善命令．
CASE-J事案	武田薬品工業の高血圧症治療薬ブロプレスについて，既存の高血圧治療薬との比較で，心血管系疾患の発生に統計学的に有意差がないのに，一定期間経過後には差があるかのような誤解を招きかねない広告があったことが発覚（平成26年2月）．⇒平成27年6月，薬機法の誇大広告禁止規定に違反するとして武田薬品工業に対し業務改善命令．

本文中の「臨床研究の信頼性を損ねたさまざまな不正事案」の主な3事案を示した．
（文献16より引用）

針の見直しの一環として必要な対応を図るべき旨，法制度の必要性について検討をするべき旨が当該報告書では示された．さらに，平成26（2014）年7月22日に閣議決定された健康・医療戦略においても同様の言及がなされており，厚生労働省（以下，厚労省）は，「臨床研究に係る制度の在り方に関する検討会」を同年4月に立ち上げ，11月までの間，海外制度調査研究班研究代表者，日本学術会議関係者等をはじめ，多くの関係者からのヒアリングを行うなどして検討を行った．本検討会は，12月に「臨床研究に係る制度の在り方に関する報告書」をとりまとめ，そのなかで臨床研究の質を確保し，臨床研究に関する信頼を回復するためには，現行の倫理指針の遵守だけでは十分とはいえないこと，一方で，法規制によって研究の萎縮を招かないようにしなければならないと指摘し，一定の範囲の臨床研究について法規制が必要であると結論づけた[8]．

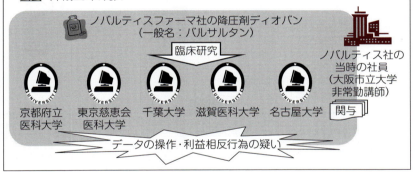

図1 高血圧症治療薬ディオバンの不正事案の経緯
本文中の高血圧症治療薬ディオバンの不正事案に関する概要を示したもの．
(文献16より引用改変)

　倫理指針については，「高血圧症治療薬の臨床研究事案に関する検討委員会」の検討の結果[12,13]，同年12月22日，「疫学研究に関する倫理指針」（平成19年文部科学省・厚生労働省告示第1号）と統合するとともに，利益相反に関する規定・モニタリング・監査や資料の保存に関する規定等を新たに設け，医学系指針が公布され，平成27（2015）年4月1日に施行された[6]．

　臨床研究における法制度については，前述の報告書において示された「法規制の範囲」や「具体的な規制や対策の内容」等を踏まえて起草され，国会での審議を経て，法が平成29（2017）年4月14日に公布された[7]．また，臨床研究法施行規則（以下，規則）[14]については，同年8月より，厚生科学審議

会臨床研究部会において計7回にわたり議論が行われ[11]，パブリックコメントを経て同部会へ諮問答申のあと，平成30（2018）年2月末日に公布され，

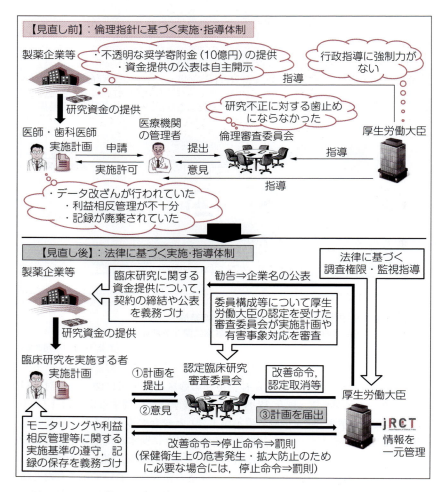

図2　法制度による見直しの考え方
臨床研究法によって見直された実施・指導体制を示したもの．

（文献16より引用改変）

同年4月1日より施行となった．法制定による主な見直し部分を次に示す（図2）[11]．

3. 臨床研究法の構成

　法の目的は，臨床研究の実施の手続，認定臨床研究審査委員会（certified review board：CRB）による審査意見業務の適切な実施のための措置，臨床研究に関する資金等の提供に関する情報の公表の制度等を定めることにより，臨床研究の対象者をはじめとする国民の臨床研究に対する信頼の確保を図ることを通じてその実施を推進し，もって保健衛生の向上に寄与することとされており，その構成は以下のとおりとされている．

第1章　総則（法第1・2条）
　前述の目的と用語の定義を，定めている．
第2章　臨床研究の実施（法第3～22条）
　臨床研究を実施する者が行うべき手続や遵守すべき事項等を，定めている．
第3章　認定臨床研究審査委員会（法第23～31条）
　臨床研究審査委員会を厚生労働大臣が認定する手続きや，実施計画の審査等の審査意見業務について，定めている．
第4章　臨床研究に関する資金等の提供（法第32～34条）
　医薬品等製造販売業者等が，当該業者の医薬品等を用いる臨床研究へ資金提供をする際に講ずべき措置等について，定めている．
第5章　雑則（法第35～38条）
　厚生労働大臣による報告徴収・立入調査，地方厚生局長への権限委任等について，定めている．
第6章　罰則（法第39～43条）
　罰則について，定めている．
附則：経過措置等を，定めている．

4. 臨床研究法の概要

1 法第1章　総則 (法第1～2条，規則第1～7条)

1　臨床研究法における臨床研究

　法の対象となる臨床研究は，「医薬品等を人に対して用いることにより，当該医薬品等の有効性または安全性を明らかにする研究」と定義している．ここでいう「医薬品等を人に対して用いる」とは，医薬品等（医薬品，医療機器または再生医療等製品をいう．以下同じ）を人に対して投与または使用する行為のうち，医行為に該当するものを行うことをいう．なお，医行為とは，「医師法第17条，歯科医師法第17条及び保健師助産師看護師法第31条の解釈について（通知）」（平成17年7月26日付け医政発第0726005号厚生労働省医政局長通知）における医行為をいう．法の対象範囲を次に示す（図3）[16]．

2　特定臨床研究

　臨床研究のうち，以下のいずれかに該当するものを「特定臨床研究」と定義し，法の基準遵守義務を課している．

> - 「医薬品，医療機器等の品質，有効性および安全性の確保等に関する法律」（昭和35年法律第145号）に基づく承認・認証・届出のない医薬品等を用いて，その有効性または安全性を明らかにする臨床研究
> - 適応外の用法・用量等で医薬品等を用いて，その有効性または安全性を明らかにする臨床研究
> - 当該臨床研究における医薬品等製造販売業者またはその特殊関係者（子会社等）から資金の提供を受けて実施される臨床研究

3　特定臨床研究以外の臨床研究

　法における臨床研究のうち，特定臨床研究以外の臨床研究は，法の基準遵守において努力義務が課せられている．

▶ 1 臨床研究法の構成と概要

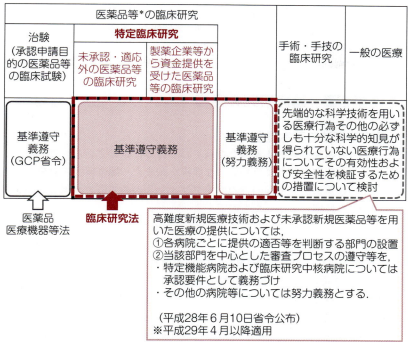

*：医薬品，医療機器，再生医療等製品

図3 臨床研究法の対象範囲
本文中の「2 特定臨床研究」と「3 特定臨床研究以外の臨床研究」の赤枠部分で示した範囲が臨床研究法の対象範囲．

(文献16より引用改変)

4 臨床研究法に該当しない臨床研究

以下のものは，法における臨床研究に該当しない．

- 手術，手技の臨床研究
- 研究の目的で検査，投薬その他の診断または治療のための医療行為の有無および程度を制御することなく，患者のために最も適切な医療を提供した結果としての診療情報または試料を利用する研究（いわゆる「観察研究」）
- 治験
- 医薬品，医療機器，再生医療等製品の製造販売後調査等であって，再審

査，再評価，使用成績評価に係るもの
- 医療機器の認証に係る基準適合性に関する情報の収集のために行う試験
- 体外診断用医薬品に係る臨床研究

2 法第2章　臨床研究の実施 (法第3～22条，規則第8～63条)

1　臨床研究法の基本理念

　法における臨床研究の基本理念を以下のとおりに定めている．これは，人を対象とする臨床研究の長い歴史的な経緯を踏まえ，臨床研究の対象となる者の人権の尊重に関する国内外のガイドライン等の諸原則を整理し，臨床研究のプロセスに応じて示したものである．

（臨床研究の基本理念）
　臨床研究は，臨床研究の対象者の生命，健康および人権を尊重し，下記の事項を基本理念として実施しなければならない．
① 社会的および学術的意義を有する臨床研究を実施すること
② 臨床研究の分野の特性に応じた科学的合理性を確保すること
③ 臨床研究により得られる利益および臨床研究の対象者への負担その他の不利益を比較考量すること
④ 独立した公正な立場における審査意見業務を行う認定臨床研究審査委員会の審査を受けていること
⑤ 臨床研究の対象者への事前の十分な説明を行うとともに，自由な意思に基づく同意を得ること
⑥ 社会的に特別な配慮を必要とする者について，必要かつ適切な措置を講ずること
⑦ 臨床研究に利用する個人情報を適正に管理すること
⑧ 臨床研究の質および透明性を確保すること

2　臨床研究実施基準

　法における臨床研究の実施の基準とその手続きを定めており，特定臨床研究を実施する者にはこれに従う義務が，それ以外の臨床研究を行う者にはこれに従う努力義務が課せられている．

主な内容は以下のとおりである．

(臨床研究実施基準)
- 臨床研究の基本理念
- 研究責任医師等の責務
- 実施医療機関の管理者等の責務
- 多施設共同研究
- 疾病等発生時の対応等
- 研究計画書
- 不適合の管理
- 実施医療機関の構造設備等
- モニタリング
- 監査
- モニタリングおよび監査に従事する者に対する指導等
- 研究対象に対する補償
- 利益相反管理計画の作成等
- 認定臨床研究審査委員会の意見への対応
- 苦情および問い合わせへの対応
- 臨床研究の情報公開等
- 臨床研究に用いる医薬品等の品質の確保等
- 個人情報の取り扱い
- 記録の作成

(手続き)
- 厚生労働大臣への実施計画の提出
- 実施計画の変更の届出
- 特定臨床研究の中止の届出
- 特定臨床研究の対象者等に対する説明および同意事項
- 特定臨床研究の対象者等の同意の取得
- 特定臨床研究に関する記録の保存
- 認定臨床研究審査委員会への疾病等の報告
- 認定臨床研究審査委員会への不具合報告
- 厚生労働大臣への疾病等の報告
- 認定臨床研究審査委員会への定期報告
- 厚生労働大臣への定期報告

- 秘密保持義務
- 既存資料等が臨床研究に利用される者の記録の作成および保存等
- 特定臨床研究以外の臨床研究を実施する場合に講ずべき措置

3 法第3章　認定臨床研究審査委員会
(法第23〜31条，規則第64〜87条)

認定臨床研究審査委員会とは

臨床研究に関する専門的な知識経験を有する者により構成される委員会であり，審査意見業務を行うものとして，法に掲げるさまざまな要件に適合していることについて厚労大臣の認定を受けたもののことである．

特徴の1つに，これまで，多施設共同研究の場合に各実施医療機関の倫理審査委員会の承認を得ていたが，法においては全施設分を1つのCRBで審査し承認を得るようになった．いわゆる中央審査化（シングルIRB化）された．

① 主な認定要件内容

- 設置できる団体
- 委員の構成
- 審査意見業務を適正に実施する体制
- 審査意見業務の適切な実施のための基準
- 業務規程で定める事項
- 臨床研究審査委員会の認定の申請手続き

② 主な審査意見業務

- 実施計画の新規申請，変更申請の際に，臨床研究実施基準に照らして審査を行い，特定臨床研究の実施の適否および実施にあたって留意すべき事項について意見を述べる業務．
- 疾病等報告を受けた際に，疾病等の原因の究明または再発防止のために講ずべき措置について意見を述べる業務．
- 定期報告を受けた際に，当該報告に係る特定臨床研究の実施にあたって留意すべき事項または改善すべき事項について意見を述べる業務．

- その他必要があると認めるときに，当該特定臨床研究を臨床研究実施基準に適合させるために改善すべき事項または疾病等の発生防止のために講ずべき措置について意見を述べる業務.

③ 特定臨床研究以外の臨床研究の審査

研究責任（代表）医師から，臨床研究の実施に関する計画に係る意見を求められた場合は，特定臨床研究と同様の業務を行うよう努めなければならない.

④ その他

CRBの委員等には守秘義務が課せられ，設置者には，記録の保存や，委員等に対する教育または研修，CRBの審査手数料，開催日程および受付状況の公表等が求められる.

4 法第4章　臨床研究に関する資金等の提供
（法第32〜34条，規則第88〜91条）

医薬品等製造販売業者またはその特殊関係者（子会社等）は，当該医薬品等を用いた特定臨床研究を実施する場合，契約の締結，資金等の提供に関する情報等の公表が義務づけられた.

1　契約の締結

医薬品等製造販売業者またはその特殊関係者（子会社等）は特定臨床研究を実施する者に対し，当該医薬品等製造販売業者が製造販売をし，またはしようとする医薬品等を用いる特定臨床研究についての研究資金の提供を行うときには，研究資金等の額および内容等について，契約を締結しなければならない.

2　情報の公表

医薬品等製造販売業者またはその特殊関係者（子会社等）は，当該医薬品等製造販売業者が製造販売をし，またはしようとする医薬品等を用いる特定臨床研究に関して，金銭その他の利益の提供に関する情報をインターネットにより公表しなければならない.

5 法第5章　雑則 (法第35～38条，規則第92～96条)

1　報告徴取および立入検査
　厚労大臣は，この法律の施行に必要な限度において，特定臨床研究を実施する者，CRBの設置者もしくは医薬品等製造販売業者もしくはその特殊関係者に対して，必要な報告もしくは帳簿，書類その他の物件の提出を求めることや，事業場に立ち入りができる．

2　命令・勧告
　厚労大臣は，特定臨床研究を実施する者に対し，当該特定臨床研究の実施の停止や応急措置をとるべき緊急命令や，違反を是正するために必要な措置を講ずる改善命令を命ずることができる．また，CRBの設置者に対し，要件の不適合や不適切な審査意見業務が行われた場合，改善命令や認定の取消しをすることができる．医薬品等製造販売業者等に対しては，契約の締結や情報公開において規定に従うよう勧告することができ，それに従わない場合はその旨を公表することができる．

3　厚生労働大臣の権限の委任
　この法律に規定する厚労大臣の権限は，厚生労働省令で定めるところにより，地方厚生局に委任することができると定めており，この権限の委任によって，実施計画の提出やCRBの認定の申請等は，地方厚生局へ提出する運用となっている．

6 法第6章　罰則 (法第39～43条)

　法に基づく命令に違反した者等に対しては，罰金などの罰則が設けられている（詳細は罰則の章を参照）．

7 附則

経過措置
　この法律の施行以前に，実施している特定臨床研究に該当する臨床研究に関して，この法律の施行の日である平成30（2018）年4月1日から起算して

1年を経過する日までの間に，CRBで承認を得て，厚労大臣に届け出る措置の手続きについて定めている．

5. 臨床研究登録システム

これまで，わが国の臨床研究は，UMIN臨床試験登録システム（UMIN Clinical Trial Registry：UMIN-CTR），日本医薬情報センター（Japan Pharmaceutical Information Center：JAPIC），日本医師会治験促進センター（JMACCT）の3つの機関のいずれかに登録され公表されてきた．臨床研究法に該当する臨床研究においては，厚労省が整備するデータベース「臨床研究実施計画・研究概要公開システム（Japan Registry of Clinical Trials：jRCT）」に登録し，臨床研究に関する情報とその結果を公表しなければならないと定めている．これは，臨床研究の実施にあたり世界保健機関（World Health Organization：WHO）が国際臨床試験登録プラットフォーム（International Clinical Trial Registry Platform：ICTRP）が求める事項とその他の臨床研究のプロセスの透明性の確保と，国民の臨床研究への参加の選択に資する事項を登録し公表するものである．jRCTは，臨床研究の情報公開以外に，CRB情報公開としても利用できるようになっている．また，治験の情報登録においても，jRCTに登録することができる[15]．

6. 全体を通して

本項は，法関連制度の概要を示したものであるため，臨床研究を実施する際には，法，各種関連法令・通知等をご参照いただき，遵守されたい．

■ 引用文献 ■
1) Code of Federal Regulations Title 21 (Food and Drug) (https://www.ecfr.gov/cgi-bin/text-idx?SID=8da2458b5fb34d3fa72a0083f85d30d2&mc=true&tpl=/ecfrbrowse/Title21/21tab_02.tpl).
2) Code of Federal Regulations Title 45 Part 46 (Public Welfare) (https://www.ecfr.gov/cgi-bin/text-idx?SID=8da2458b5fb34d3fa72a0083f85d30d2&mc=true&tpl=/ecfrbrowse/Title45/45cfr46_main_02.tpl).

3) European Medicines Agency：Clinical trial regulation（https://www.ema.europa.eu/en/human-regulatory/research-development/clinical-trials/clinical-trial-regulation）.
4) 厚生労働省：医薬品，医療機器等の品質，有効性及び安全性の確保等に関する法律（昭和35年法律第145号）（http://elaws.e-gov.go.jp/search/elawsSearch/elaws_search/lsg0500/detail?lawId=335AC0000000145）.
5) 厚生労働省：再生医療等の安全性の確保等に関する法律（平成25年法律第85号）（https://www.mhlw.go.jp/file/06-Seisakujouhou-10800000-Iseikyoku/0000030847.pdf）.
6) 文部科学省，厚生労働省：人を対象とする医学系研究に関する倫理指針（平成26年12月22日，平成29年2月28日一部改正）（https://www.mhlw.go.jp/file/06-Seisakujouhou-10600000-Daijinkanboukouseikagakuka/0000153339.pdf）.
7) 厚生労働省：臨床研究法（平成29年法律第16号）（https://www.mhlw.go.jp/file/06-Seisakujouhou-10800000-Iseikyoku/0000163413.pdf）.
8) 厚生労働省：臨床研究に係る制度の在り方に関する報告書．臨床研究に係る制度の在り方に関する検討会（平成26年12月11日）（http://www.mhlw.go.jp/file/05-Shingikai-10801000-Iseikyoku-Soumuka/0000068409.pdf）.
9) 藤原康弘：現在の日本の臨床研究が抱える問題点．日外会誌 116：260-264，2015．
10) 厚生労働省：臨床研究に関する倫理指針（平成20年7月31日全部改正）（https://www.mhlw.go.jp/general/seido/kousei/i-kenkyu/rinsyo/dl/shishin.pdf）.
11) 厚生労働省：厚生科学審議会（臨床研究部会）（https://www.mhlw.go.jp/stf/shingi/shingi-kousei_467561.html）.
12) 高血圧症治療薬の臨床研究事案に関する検討委員会：血圧症治療薬の臨床研究事案を踏まえた対応及び再発防止策について（中間とりまとめ）（平成25年10月8日）（http://www.mhlw.go.jp/file/05-Shingikai-10801000-Iseikyoku-Soumuka/0000034387.pdf）.
13) 高血圧症治療薬の臨床研究事案に関する検討委員会：高血圧症治療薬の臨床研究事案を踏まえた対応及び再発防止策について（報告書）（平成26年4月11日）（http://www.mhlw.go.jp/file/05-Shingikai-10801000-Iseikyoku-Soumuka/0000043426.pdf）.
14) 厚生労働省：臨床研究法施行規則（平成30年厚生労働省令第17号）（https://www.mhlw.go.jp/file/06-Seisakujouhou-10800000-Iseikyoku/0000195391.pdf）.
15) 厚生労働省：治験の実施状況の登録について（平成30年3月26日）（http://www.jmacct.med.or.jp/plan/files/gcp180326_3.pdf）.
16) 厚生労働省：臨床研究法の概要（https://www.mhlw.go.jp/content/10800000/000460132.pdf）.

2

臨床研究法の対象範囲

東北大学大学院文学研究科 准教授
田代 志門

POINT

- 現在わが国で実施される臨床研究は，①臨床研究法の対象外の研究，②臨床研究法の対象となる非特定臨床研究（いわゆる努力義務研究），③臨床研究法の対象となる特定臨床研究，の3つに分類できる．
- 臨床研究法の定義する「臨床研究」の該当性を判断するためには，「医薬品等」や「医行為」といった概念の理解に加え，適用除外となる研究の範囲（「いわゆる観察研究」等）を理解する必要がある．
- 臨床研究法の定義する「特定臨床研究」の該当性を判断するためには，「未承認・適応外使用」や「企業からの資金提供」と見なされる場合を理解する必要がある．

1. 臨床研究法の対象となる臨床研究とは

　臨床研究法の対象範囲に該当するかどうか，とりわけ，**法の定義する「特定臨床研究」に該当するか否かの判断は，医師や医療機関にとってきわめて重要**である．

　臨床研究法との関係でいえば，現在わが国で実施されている臨床研究は，①臨床研究法の対象外の臨床研究（法対象外研究），②臨床研究法の対象となる非特定臨床研究（いわゆる努力義務研究），③臨床研究法の対象となる特定臨床研究，の3つに分類される（**図1**）[1]．このうち，①の「法対象外研究」に該当する場合は，通常は「人を対象とする医学系研究に関する倫理指

第 1 章 臨床研究法の概要と対象

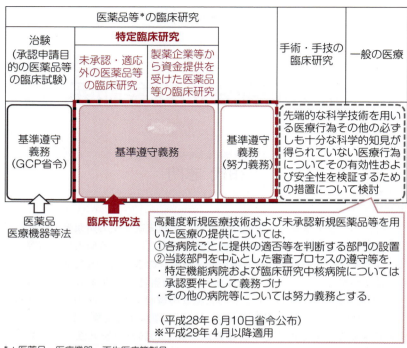

図1 臨床研究法の対象範囲
　図において「基準遵守義務」と書かれているものが本文の③「特定臨床研究」に該当し、「基準遵守義務（努力義務）」が②「非特定臨床研究」に該当する（それ以外が①に該当）．

(文献 1 より引用)

針」（以下，医学系指針）等の研究倫理指針の対象となり，臨床研究法を適用することはできない．これに対して，③の「特定臨床研究」に該当する場合は，臨床研究法の対象となり，その遵守が法的に義務づけられるため，逆に医学系指針等を適用することはできない．その中間にあるのが，②の「非特定臨床研究」であり，これについては臨床研究法か医学系指針等のいずれを遵守して実施するかを，研究者（あるいは研究者の所属する医療機関）が選択可能である（臨床研究法の対象であるが，法の遵守は努力義務にとどまるため）．

2. 研究者が判断し，認定委員会に申請

　前述の3区分のいずれに該当するかの判断は，第一義的には研究者が行うが，多くの医療機関内部ではその後，研究支援部門等の確認を経て，特定の区分に従って最終的に倫理審査委員会または認定臨床研究審査委員会（certified review board：CRB）に申請される．

　ただし，独自の確認手順を設けて対応している医療機関もあるため，研究者は所属医療機関の体制を確認する必要がある．その過程で判断に迷う場合は，厚生労働省等への照会を検討することになる．

　なお，厚生労働省の「臨床研究法の施行等に関するQ&A（統合版）」では法律の定義する「臨床研究」該当性の判断に困った場合には，CRBの判断を仰ぐことが推奨されているが〔Q&A問1-12，1-13，1-26〕，CRBがこの判断を実際に行うことはまれである．というのも，CRBの審査は原則有料であり，該当性判断のためだけにCRBが審議を行うことは想定しにくいからである．

　むしろ，実質的な議論が行われる可能性が高いのは，医学系指針等に基づいて設置されている倫理審査委員会に「臨床研究法疑い」の研究が申請された場合である．そのため，医療機関の管理者は，研究者のみならず，自機関に設置された倫理審査委員会の事務局や委員に対し，臨床研究法の対象範囲について十分な情報提供を行うことが求められる．また，同時に医療機関として，②の「非特定臨床研究」に対する方針をあらかじめ決めておくことも重要である．具体的な方針としては，「すべて臨床研究法で実施」，「すべて医学系指針等で実施」，「研究者の判断に委ねる」といったパターンが考えられる．

　いずれにしても事前に機関内で方針を周知することで，申請に際しての混乱を小さくすることができる．

3. 法の遵守義務がある「特定臨床研究」

　本項では，まず臨床研究法の定義する「臨床研究」概念について確認したうえで，法の遵守義務のかかる「特定臨床研究」の該当性についてみていきたい．

1 「臨床研究」の該当性

　臨床研究法の対象となる臨床研究の定義は「医薬品等を人に対して用いることにより，当該医薬品等の有効性または安全性を明らかにする研究」（法第2条）であり，**一般的に使用されている「臨床研究」概念よりも狭い**（図2）[1]．

　ここでいう「医薬品等」には「医薬品，医療機器，再生医療等製品」が含まれる．ただし，**医薬品のなかでも「体外診断用医薬品」は除外**されており，再生医療等製品のなかでも「再生医療等の安全性確保等に関する法律」（以

第2条　この法律において**「臨床研究」とは，医薬品等*を人に対して用いることにより，当該医薬品等の有効性または安全性を明らかにする研究**（当該研究のうち，当該医薬品等の有効性または安全性についての試験が，医薬品，医療機器等の品質，有効性および安全性の確保等に関する法律（昭和35年法律第145号．以下この条において「医薬品医療機器等法」という．）第80条の2第2項に規定する治験に該当するものその他厚生労働省令で定めるものを除く．）をいう．

「医薬品等を人に対して用いる」とは，医薬品，医療機器または再生医療等製品を人に対して投与または使用する行為のうち，医行為**に該当するものを行うことを指す．

「医薬品等を人に対して用いることにより，当該医薬品等の有効性または安全性を明らかにする研究」とは，当該医薬品等の有効性（性能）または安全性を明らかにする目的で，医薬品等を人に対して投与または使用すること（医行為に該当するもの）により行う研究をいう．

---

*：医薬品，医療機器，再生医療等製品
**：医師の医学的判断および技術をもってするのでなければ人体に危害を及ぼし，または及ぼすおそれのある行為［「医師法第17条，歯科医師法第17条および保健師助産師看護師法第31条の解釈について（通知）」（平成17年7月26日付け医政発第0726005号厚生労働省医政局長通知）］

図2　臨床研究の定義
　臨床研究法の定義する臨床研究の定義は，特例の医薬品等の評価のために「医行為」を伴って実施される研究である．「目的」と「方法」それぞれが限定されている点に注意したい．

（文献1より引用）

下，再生医療法）の対象となる臨床研究については，臨床研究実施基準等は直接適用されない（図3）[2]．なお，遺伝子治療については再生医療法の対象とならないものは概ね臨床研究法の対象となる）．

まず「医薬品等」への該当性については，基本的に「医薬品，医療機器等の品質，有効性および安全性の確保等に関する法律」（以下，薬機法）に従うこととされており，臨床研究法独自の定義は存在しない（医薬品は薬機法第2条第1項，医療機器は同第2条第4項，再生医療等製品は同第2条第9項に定義がある．なお，医療機器については政令の別表1で具体的にリストアップされている）．そのため，医薬品と食品の区別や，医療機器の範囲などについては，従前の薬機法における判断がそのまま用いられる（なお，一部についてはサプリメントのように，Q&Aで明示的に指摘されているものある）．

再生医療等に関する研究について，再生医療等安全性確保法と臨床研究法の関係については以下のとおり．
　再生医療等安全性確保法の対象となる研究については，臨床研究法第2章の規定は適用されないが，第4章の規定は適用される．

○　臨床研究法第2章：臨床研究の実施（実施基準等）

	資金提供*あり	資金提供*なし
未承認・適応外	再生医療等安全性確保法適用	
適応内	臨床研究法適用	臨床研究法適用（努力義務）

○　臨床研究法第4章：臨床研究に関する資金等の提供（契約締結・資金提供等の公表等）

	資金提供*あり	資金提供*なし
未承認・適応外	臨床研究法適用	適用なし
適応内		

＊：医薬品等製造販売業者が製造販売をし，又はしようとする医薬品等を用いる研究への資金提供に限る．

図3　再生医療安全性確保法と臨床研究法の対象範囲
　再生医療法施行規則改正により，2つの法律の規定は概ね整合性がとられており，実務的には大きな違いは生じない．

（文献2より引用改変）

また，手術・手技の評価を行う研究は「医薬品等」に該当しないため臨床研究法の対象外であるが，現実には**手術・手技と合わせて医薬品等（特に医療機器）が用いられることも多く，判断に迷う場合もある**．これらについては，Q&Aでは「研究対象の手術・手技の成立・達成に対する当該品目の寄与が高い場合」には特定臨床研究に該当する可能性があると指摘しており〔Q&A，問1-26〕，個別に判断が必要である．ただし，放射線治療については，「臨床研究法の対象となる臨床研究等の事例集について（その1）」（以下，事例集）において，「研究に使用する装置を特定の医療機器（製品）に限定せず，その上で，承認された範囲において，さらに詳細な使用方法（照射線量，照射回数等）の違いによる治療効果の違いを評価することを目的とする研究」は法の対象外であると明示されており，これによる判断は可能である〔事例集（その1），(3-6)〕[3]．

次に医薬品等を「人に対して用いる」という文言の解釈については，施行通知において，**「医行為」に該当するか否かで判断する**こととされている．たとえば，体温計や血圧計などの生体計測機器の開発の場合，これらの機器で単に体温や血圧を測ることだけでは「医行為」には該当しないが，その結果を診断や治療方針の決定に使用するのであれば臨床研究法の対象となりうる．つまり，**同じ機器を用いて同じ行為を行ったとしても，その文脈の違いで「医行為」該当性は変化する**〔事例集（その1），(3-10)，(3-11)，(3-12)〕．

特に注意しておきたいのは，医療者は身体的侵襲の高低で医行為該当性を判断する傾向にあるが，**臨床研究法においては医行為該当性と侵襲の高低は関係しない**旨が明示されている点である（Q&A，問1-4）．

最後に，「当該医薬品等の有効性または安全性を明らかにする」という文言の解釈については，**研究目的に特定の医薬品等の評価が含まれるか否かで判断する**ものとされる．逆にいえば，特定の医薬品等の評価のためではない臨床研究，たとえばバイオバンクやデータベース構築のために採血等の「医行為」を含む行為が研究目的で実施されたとしても，これらは臨床研究法のいう「臨床研究」には該当しない〔Q&A，問1-14〕．また同様に，治験の付随研究等で実施される「いわゆるバイオマーカーの探索的な検討に係る研究」やPET検査用放射性医薬品を用いた「疾患の病態解明に係る研究」も，用いられる医薬品等の有効性や安全性を明らかにする研究に該当しない限りは法の対象外となる〔事例集（その1），(3-7)，(3-8)，(3-9)〕．

2 臨床研究法の適用除外範囲

　これまで，臨床研究法の「臨床研究」の定義について確認してきたが，仮にこれらに該当したとしても法の適用を受けない研究がある．具体的には，まずは再生医療法のように別途法律が存在している場合であり，薬機法に基づいて実施される治験や製造販売後調査等がこれに該当する（**図4**）．それ以外の臨床研究で除外されるのは，施行通知において「いわゆる観察研究」とよばれるものであり，規則において「研究の目的で検査，投薬その他の診断または治療のための医療行為の有無および程度を制御することなく，患者のために最も適切な医療を提供した結果としての診療情報または試料を利用する研究」と定義されている（規則第2条第1号）．これに該当する場合は，仮に特定の医薬品等の評価を目的とする研究であっても，法の適用除外を受ける．

　ただし，ここでいう**「いわゆる観察研究」の定義は，研究デザイン上の**

第2条　この法律において「臨床研究」とは，医薬品等を人に対して用いることにより，当該医薬品等の有効性または安全性を明らかにする研究（当該研究のうち，当該医薬品等の有効性または安全性についての試験が，医薬品，医療機器等の品質，有効性および安全性の確保等に関する法律（昭和35年法律第145号．以下この条において「医薬品医療機器等法」という．）第80条の2第2項に規定する治験に該当するものその他厚生労働省令で定めるものを除く．）をいう．

・治験（治験届けが必要なもの，治験届けが不要なもの）
・医薬品，医療機器，再生医療等製品の製造販売後調査等であって，再審査，再評価，使用成績評価に係るもの
・医療機器の認証に係る基準適合性に関する情報の収集のために行う試験（JIS規格に規定するものに限る．）
・いわゆる「観察研究」＊

＊：研究の目的で検査，投薬その他の診断または治療のための医療行為の有無および程度を制御することなく，患者のために最も適切な医療を提供した結果としての診療情報または試料の収集により得られた情報を利用する研究

図4　臨床研究の適用除外範囲
適用除外とされる「いわゆる観察研究」の定義は限定的であることに注意したい．
（文献1より引用）

「観察研究」や，医学系指針上の「非介入研究」の定義とは一致しないため，研究者は判断の際に注意する必要がある．**とりわけ問題になるのが，アウトカム評価のために採血等の検査を追加する観察研究**である（医学系指針では「軽微な侵襲または侵襲のある非介入研究」．これについては施行規則の定義

【問】1-12 診療の一環として医薬品等を使用された患者に対して，当該医薬品等の有効性又は安全性を明らかにする研究の目的で採血等の追加の検査を行う場合で，かつ，患者に対し追加の来院を求めない場合は，法の対象となる臨床研究に該当するか．

【答】 当該追加の検査が，患者の身体及び精神に生じる傷害及び負担が小さいものである場合には，「研究の目的で検査，投薬その他の診断又は治療のための医療行為の有無及び程度を制御すること」に該当せず，法の対象となる臨床研究に該当しない．
　なお，追加の検査による患者の身体及び精神に生じる傷害及び負担が小さいものであるかが不明確である場合には，認定委員会の意見を聞くことが望ましい．

【問】1-13 診療の一環として医薬品等を使用された患者に対して，当該医薬品等の有効性又は安全性を明らかにする研究の目的で採血等の追加の検査を行う場合で，かつ，患者に対し追加の来院を求める場合は，法の対象となる臨床研究に該当するか．

【答】 当該追加の検査が，患者の身体及び精神に生じる傷害及び負担が小さいものであり，かつ，当該追加の来院が，患者の身体及び精神に生じる負担が小さいものである（診療の一環としての来院の程度と同程度であるなど）場合には，「研究の目的で検査，投薬その他の診断又は治療のための医療行為の有無及び程度を制御すること」に該当せず，法の対象となる臨床研究に該当しない．
　なお，追加の検査又は追加の来院による患者の身体及び精神に生じる傷害及び負担が小さいものであるかが不明確である場合には，認定委員会の意見を聞くことが望ましい．

臨床研究法の施行等に関するQ&A（統合版）について（令和元年11月13日　厚生労働省医政局研究開発振興課・厚生労働省医薬・生活衛生局監視指導・麻薬対策課事務連絡）

図5　観察研究の解釈
　いずれも「診療の一環として」実施されるものに限られる．

の解釈として，現時点では2つのQ&Aが出されており〔Q&A，問1-12，1-13〕，**検査等の追加により「患者の身体及び精神に生じる傷害及び負担が小さいもの」に留まる限りは，「いわゆる観察研究」の範囲**だとされる（**図5**）．

3 「特定臨床研究」の該当性

　以上の検討を経て，臨床研究法の対象となる研究であると判断された場合には，引き続き「特例臨床研究」の該当性を判断する必要がある．具体的には，①未承認または適応外の医薬品等を用いた臨床研究（未承認・適応外研究），②企業資金を用いて当該企業の製造販売する医薬品等を評価する臨床研究（企業資金研究）のいずれかに該当する場合がそれである（法第2条第2項）．

　前述のように，「非特定臨床研究」（たとえば，公的資金で実施される適応内の医薬品を用いた研究）については，法の遵守は努力義務にとどまり，違反に対して罰則も適用されない．そのため，実際には特定臨床研究に該当するか否かが研究者にとっては最大の関心事となる．

　まず，①の「未承認・適応外研究」についてであるが，これも「医薬品等」と同じく，臨床研究法独自の定義は存在しておらず，あくまでも薬機法に従うことになっている．そのため，保険診療として取り扱われており，診療ガイドラインに記載があるような薬物療法であっても，**「用法，用量，効能および効果」が添付文書と異なっていれば，特定臨床研究になり得る**（規則第5条）．とりわけ，医療者にとっては，**多少の減量や投与期間の変更などは「適応外使用」に該当するとの認識は薄いため，注意が必要である**〔Q&A，問1-24，1-25〕．医療機器，再生医療等製品についても考え方は同様である．

　次に，②の「企業資金研究」であるが，こちらについては法において「医薬品等製造販売業者またはその特殊関係者（……）から研究資金等（……）の提供を受けて実施する臨床研究（当該医薬品等製造販売業者が製造販売（……）をし，またはしようとする医薬品等を用いるものに限る．）」と定義されている（法第2条第2項第1号）．なお，ここでいう「特殊関係者」とは「子会社」を指しており，親会社や兄弟会社は含まれない（規則第3条）．また，「研究資金等」は施行規則において，「臨床研究の実施に係る人件費，実施医療機関の賃借料その他臨床研究の実施に必要な費用に充てられることが確実であると認められる資金」と定義されている（規則第4条）．これは**研究**

費で言えば,「直接経費」に該当するものに限定され〔Q&A, 問6-7〕, **労務提供, 物品提供のみの場合は「研究資金等」には該当しない**〔Q&A, 問6-5〕. これにより, 研究対象となっている医薬品等を製造販売している企業, またはその子会社から直接研究費を提供されて行う場合は, 特定臨床研究に該当するが, それ以外は該当しないことになる(なお, 資金が学会・財団等を経由する場合であっても実体として製薬企業からの提供である場合は「研究資金等」の提供に該当する).

ただし, 企業資金を原資とする臨床研究すべてが特定臨床研究に該当するわけではなく, 企業から提供された資金をもとに「公正な公募」を行い, 臨床研究を実施する場合は特定臨床研究には該当しない. そのため, 研究者が

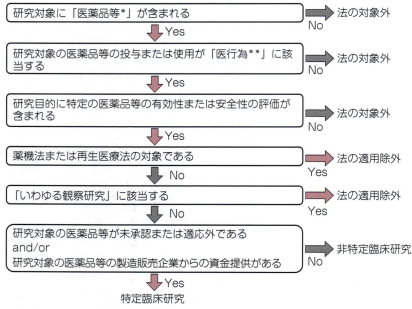

*:医薬品(体外診断用医薬品を除く)・医療機器・再生医療等製品
**:医師の医学的判断および技術をもってするのでなければ人体に危害を及ぼし, または及ぼすおそれのある行為

図6　特定臨床研究の該当性判断
臨床研究法の対象となるか否かを判断したうえで, 特定臨床研究の該当性を判断する.

(筆者作成)

企業からの寄附によって成り立っている公益財団等から助成金を受けて研究を実施する場合には，**臨床研究法の定める「公募」の要件を当該法人が満たしているか否か確認しておく必要が**ある（詳細は規則第89条関係を参照）．

　以上ここまで臨床研究法の対象範囲，特に「特定臨床研究」の該当性の判断のために必要なステップを確認してきた（**図6**）．特定臨床研究に該当するか否かで，研究者に課される法的義務が異なるため，**「未承認・適応外」や「企業資金の有無」に注目が集まりやすいが，それ以前に臨床研究法の定義する「臨床研究」に該当するか否かの判断を行う必要がある**．そのためには，臨床研究法および関連法規の記載を十分理解したうえで，複数の人間で慎重に該当性を判断するよう心がけたい．

■ 引用文献 ■

1) 厚生労働省：臨床研究法の概要（https://www.mhlw.go.jp/content/10800000/000460132.pdf）．
2) 厚生労働省：臨床研究法に伴う再生医療等の安全性の確保等に関する法律施行規則の改正について，4-2., 第22回厚生科学審議会再生医療等評価部会資料（https://www.mhlw.go.jp/file/05-Shingikai-10601000-Daijinkanboukouseikagakuka-Kouseikagakuka/0000179679.pdf）．
3) 厚生労働省：臨床研究法の対象となる臨床研究等の事例集等の一部改正について（平成31年3月28日）（https://www.mhlw.go.jp/content/10800000/000495663.pdf）．

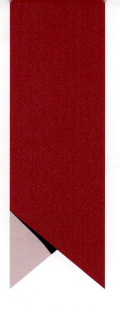

第 2 章

特定臨床研究実施の
手順と体制

モニタリングと監査

国立がん研究センター中央病院臨床研究支援部門研究企画推進部 部長
中村 健一

> **POINT**
> - モニタリングと監査は，データの信頼性を保証する手法である．
> - 臨床研究法に従って行う臨床研究では，モニタリングを行わなければならない．
> - 医学系指針と異なる点は，いわゆる自己点検モニタリング，つまり自らが生成したデータや文書について自分でモニタリングすることができなくなった点である．
> - 多施設共同研究の場合には中央モニタリングを選択してもよい．
> - 監査を行うか否かは研究責任医師が研究の特性に応じて決めることとなっている．

1. モニタリング・監査の規定が設けられた背景

1 ディオバン事案等によるデータ信頼性の欠如

　モニタリングと監査がわが国の規制要件に取り入れられたきっかけになったのは，2010年代前半に生じたディオバン事案等の一連の研究不正の事例であった．それまでのわが国の研究者主導試験に関する規制要件には，「臨床研究に関する倫理指針」[1]と「疫学研究に関する倫理指針」[2]があったが，これらは専ら被験者保護を主眼に置いたものであり，「研究の質」に関する記載はほとんどなかった．

ところが，ディオバン事案等で臨床試験データへの信頼性の欠如がクローズアップされ，これらの事案ではモニタリングや監査といったデータの信頼性を保証する手法がとられていなかったことが問題視された．この反省を含めるかたちで，平成27（2015）年4月1日に前述の2倫理指針が統合され「人を対象とする医学系研究に関する倫理指針」（以下，医学系指針）が施行された[3]．このなかで侵襲を伴う介入研究に対してはモニタリングが義務化され，監査についても必要に応じて行うよう規定された．臨床研究法（以下，法）でも基本的にはこの考え方が踏襲されており，法に従って行う臨床研究でモニタリングを行うこと，また，必要に応じて監査を行うことが規定されている．

2. 臨床研究法におけるモニタリング

1 臨床研究法の実施状況の確認（モニタリングと監査）

モニタリングの定義は，基本的には医学系指針の定義を受け継いでいる．

> 規則第1条（抜粋）
> 6 「モニタリング」とは，臨床研究に対する信頼性の確保および臨床研究の対象者の保護の観点から臨床研究が適正に行われていることを確保するため，当該臨床研究の進捗状況ならびに当該臨床研究がこの省令および研究計画書に従って行われているかどうかについて，研究責任医師が特定の者を指定して行わせる調査をいう．

この定義だけではモニタリングと監査の違いはわかりにくいが，モニタリングとは臨床研究のデータ生成のプロセスにおける「継続的な改善活動」であり，監査とは第三者的かつ（継続的ではなく）断面的（スナップショット的）な研究体制の保証活動である（図）．法と医学系指針ではモニタリングについての定義は同様であるが，1点のみ医学系指針から臨床研究法で変化がみられたのは，下記に示す規定が設けられたことである（規則第17条第2項）[4]．

規則第 17 条（モニタリング）
　研究責任医師は，研究計画書ごとにモニタリングに関する一の手順書を作成し，当該手順書および研究計画書に定めるところにより，モニタリングを実施させなければならない．

2　研究責任医師は，モニタリングの対象となる臨床研究に従事する者に，当該者が直接担当する業務のモニタリングを行わせてはならない．

3　モニタリングに従事する者は，当該モニタリングの結果を研究責任医師に報告しなければならない．

4　前項の報告を受けた研究責任医師は，臨床研究を多施設共同研究として実施する場合は，必要に応じ，当該報告の内容を研究代表医師に通知しなければならない．この場合において，当該研究代表医師は，当該通知の内容を他の研究責任医師に情報提供しなければならない．

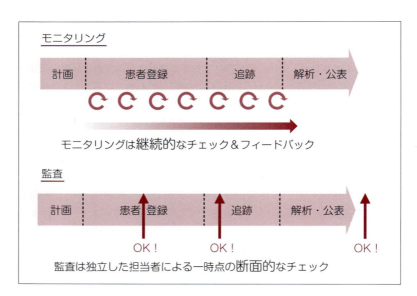

図　モニタリングと監査の違い

（筆者作成）

この規定[4]は，自らの業務についてのモニタリングは当該者が行ってはならないというものであるが，データ管理の観点から敷衍すれば「データの生成にかかわる者と，当該データをモニタリングする者は別でなければならない」ということである．

　医学系指針では，研究者自らがデータの生成にかかわり（治療を行い，その結果を症例報告書に記載），かつ，研究者が自己点検のようなかたちでモニタリングすることも妨げられていなかった．ただし，データの信頼性を高めるという法成立の動機に立ち返れば，この自己点検は必ずしも望ましくないため，データの生成にかかわる者と，モニタリングする者の独立性が書き加えられたということである．ただし，同じ研究に従事する研究分担医師がモニタリングを行うことが排除されているわけではなく〔施行通知1(17)⑤〕[5]要はダブルチェックする仕組みがとられていればよいという趣旨である．

2 モニタリングの手法

　モニタリングの手法としては中央モニタリングと施設訪問モニタリングに大別される．中央モニタリングでは，データセンターに集められた症例報告書（case report form：CRF）に基づいてエラーのチェックを行うのに対して，施設訪問モニタリングではモニターが施設を訪問して原資料の直接閲覧によるエラーのチェックを行う．ただし，いずれもエラーのチェックとフィードバックによる継続的な改善活動という意味では目的は同じである．これらのモニタリングの手法についての記載は，施行通知とQ&Aに以下の記載がある．

通知1（17）規則第17条関係
① モニタリングを実施する場合にあっては，次に掲げる事項について留意すること．
　(ｱ) 臨床研究の対象者の人権の保護，安全の確保が図られていること．
　(ｲ) 臨床研究が最新の実施計画，研究計画書および本規則を遵守して実施されていること．
　(ｳ) 臨床研究の実施について臨床研究の対象者から文書により同意を得ていること．
　(ｴ) 記録等が正確であることについて原資料等に照らして検証すること．

② 手順書においては，当該研究のリスクに応じて重点的に確認する事項を定めるなど，当該研究におけるモニタリングの方法や関係者の責務についてあらかじめ計画を立て，計画されたモニタリングが適切に行われるよう具体的な手順を定めること．なお，手順書に記載すべき内容を研究計画書に記載する場合は，当該研究計画書の記載をもって手順書とみなすことができる．

③ モニタリングを担当する者は，規則，実施計画および研究計画書，説明同意文書，手順書を熟知していること．

④ モニタリングの結果は，疾病等，不適合等の重要な発見事項または事実関係等の内容を要約した報告書によって取りまとめること．

⑤ 対象者への研究実施が適切に実施されているかダブルチェックが働くよう担保できれば，同じ臨床研究に従事する他の研究分担医師がモニタリングを行っても差し支えない．

この①の(ウ)，(エ)は，原資料との照合を含むなど施設訪問モニタリングを意識した書きぶりとなっているが，一方で「臨床研究法の施行等に関するQ&A（統合版）について」[6]には以下の記載がされており，少なくとも多施設共同研究の際には中央モニタリングを行ってもよいとされている．

【問 2-2】 多施設共同研究の場合，研究計画書に基づき中央モニタリングを実施してもよいか．
【答】 差し支えない．

そのため，データの生成にかかわる者とモニタリングする者の独立性という点については法対応にあたり留意する必要があるが，少なくとも多施設共同研究については，これまでどおりのモニタリング手法を変える必要はない．1点のみ，これまで単施設研究で，診療科内の自主点検というかたちで，研究責任医師や研究分担医師がモニタリングを行ってきた場合には，手法の見直しが必要となる．実際に国立がん研究センター中央病院で実施する単施設研究（介入を伴うもの）については，診療科内での自主点検モニタリングは推奨せず，臨床研究支援部門のスタッフ（対象となる症例やデータは絞り込むもの）が施設訪問モニタリングを行うように，法施行を受けて方針転換した．他の医療機関では，診療科の相互モニタリングを基本としている例もあり，研究の特性や施設の事情に応じて適切なモニタリング手法を選択する

ことが勧められる．なお，多施設共同研究の場合の中央モニタリングについては，JCTN共通ガイドライン[7]として標準的な方法を示したガイドラインおよびモニタリングレポートのひな形（WORD形式）を公開しているので詳細はそちらを参照いただきたい．

3 臨床研究法における監査

一方，法における監査は以下のように定義されており，基本的には医学系指針における監査の定義からの変更はない．

> 規則第1条（抜粋）
> 7 「監査」とは，臨床研究に対する信頼性の確保および臨床研究の対象者の保護の観点から臨床研究により収集された資料の信頼性を確保するため，当該臨床研究がこの省令および研究計画書に従って行われたかどうかについて，研究責任医師が特定の者を指定して行わせる調査をいう．

監査とは，第三者的かつ（継続的ではなく）断面的な研究体制の保証活動である．監査といえば，研究終了後に後ろ向きに行うものと誤解されていることもあるが，監査とは研究のある一時点において，実施医療機関の体制やデータの信頼性について研究の実施にかかわる者やモニタリング担当者とは別の者が行うチェックのことである．つまり研究終了後とは限らず，研究実施中にも行われうることに留意されたい．法における監査の規定は，規則第18条[4]に以下のように定められており，これらは基本的に医学系指針と同様である．医学系指針と同様に，監査はあくまで「必要に応じて」実施することとなっており，あくまでオプション扱いである．

> 規則第18条（監査）
> 　研究責任医師は，必要に応じて，研究計画書ごとに監査に関する一の手順書を作成し，当該手順書および研究計画書に定めるところにより，監査を実施させなければならない．
> 　2　研究責任医師は，監査の対象となる臨床研究に従事する者およびそのモニタリングに従事する者に，監査を行わせてはならない．
> 　3　監査に従事する者は，当該監査の結果を研究責任医師に報告しなければならない．

> 4　前条第4項の規定は，臨床研究を多施設共同研究として実施する場合において，前項の報告を受けた研究責任医師について準用する．

　ちなみに，「必要に応じて」の意味するところについては，施行通知に以下の記載がある．つまり，臨床研究のサンプルサイズやリスクに応じて監査を行うか否かを決めることとなっており，実際に監査を行うか否かは研究責任医師の裁量に任されている．

通知1（18）規則第18条関係
① 手順書においては，臨床研究の品質保証のために，通常のモニタリングなどの品質管理業務とは独立・分離して評価を行い，原資料を直接閲覧することにより臨床研究が適切に実施されていることおよび記録の信頼性が十分に保たれていることを確認するため，当該研究における監査の必要性，実施する場合の担当者や適切な実施時期を計画し，計画された監査が適切に行われるよう具体的な手順を定めること．
　なお，手順書に記載すべき内容を研究計画書に記載する場合は，当該研究計画書の記載をもって手順書とみなすことができる．
② **「必要に応じて」は，当該臨床研究の対象者数，対象者への不利益の程度，モニタリング等で見出された問題点，利益相反管理計画を考慮して検討する旨である．**
③ 研究責任医師は，監査担当者から監査の結果報告を受けること．

　なお，多施設共同研究の場合の監査についてもJCTN共通ガイドライン[8]として標準的な方法を示したガイドラインを公開しているので詳細はそちらを参照いただきたい．

■ 参考文献 ■
1) 厚生労働省：臨床研究に関する倫理指針（平成20年7月31日全部改正）（https://www.mhlw.go.jp/general/seido/kousei/i-kenkyu/rinsyo/dl/shishin.pdf）．
2) 文部科学省，厚生労働省：疫学研究に関する倫理指針（平成19年8月16日全部改正）（https://www.mhlw.go.jp/general/seido/kousei/i-kenkyu/ekigaku/0504sisin.html）．
3) 文部科学省，厚生労働省：人を対象とする医学系研究に関する倫理指針（平成26年12月22日）（https://www.mhlw.go.jp/file/06-Seisakujouhou-10600000-Daijinkanboukouseikagakuka/0000153339.pdf）．
4) 厚生労働省：臨床研究法施行規則（https://www.mhlw.go.jp/web/t_doc?dataId=80ab6260&dataType=0&pageNo=1）．

5）厚生労働省：臨床研究法施行等について（17）⑤（平成30年2月28日）．(https://www.mhlw.go.jp/file/06-Seisakujouhou-10800000-Iseikyoku/0000202843.pdf)．
6）厚生労働省医政局研究開発振興課：臨床研究法の施行等に関するQ&A（統合版）について（令和元年11月13日）(https://www.mhlw.go.jp/content/10800000/000566065.pdf)．
7）Japanese Clinical Trials Network：JCTNモニタリングガイドライン（http://jctn.jp/doc/JCTN_monitoring_guideline_ver1_1.pdf)．
8）Japanese Clinical Trials Network：施設訪問監査に関する共通ガイドライン（JCTN―監査ガイドライン）(http://jctn.jp/doc/JCTN_audit_guideline_ver1_1.pdf)．

2

賠償と補償

国立がん研究センター中央病院臨床研究支援部門研究企画推進部 部長
中村 健一

> **POINT**
> - 賠償は過失によって発生するものであり，補償は過失がなくても発生するものである．
> - 臨床研究法をはじめとした，規制要件で求められているのは補償であり，賠償ではない．
> - 臨床研究法に従う研究では，原則として補償保険への加入が求められている．
> - 臨床研究法の施行に合わせて，新たな臨床研究保険商品が発売されたが，実際の加入にあたっては問題点も多い．
> - 認定臨床研究審査委員会が承認すれば，医療の提供のみを行い，補償を行わないことも許容されている．

はじめに

　これまで，「人を対象とする医学系研究に関する倫理指針（医学系指針）」[1]にも被験者に対するなんらかの補償の措置を行うことが規定されていたが，臨床研究法（以下，法）でも同様の補償の規定が設けられている．補償を求める法令の規定自体には特段の変化はないが，法成立を契機に抗がん薬を含む臨床研究をも対象とした臨床研究保険（以下，保険）が発売され，がん領域においても補償保険への加入の検討が求められることとなった．本項では，基本となる「補償」と「賠償」の区別を概説し，保険への加入の是非を

検討するうえでの考え方について解説する．

1. 賠償と補償の違い

まず本項のトピックを考えるうえで，明確に区別しておかなければならないのが「賠償」と「補償」の違いである．**表**に賠償責任と補償責任の違いを示す[2]．

表 賠償責任と補償責任の違い

	発生原因	根拠法	対象
賠償責任	不法行為や債務不履行によって発生	民法・PL法*	通常発生する損害が対象（個人差あり）
補償責任	不法行為や債務不履行がなくても発生	特別法に基づく場合が多い	あらかじめ定められた基準に基づく（一律・定額）

＊：製造物責任法（PL法）は製造者の過失の代わりに製造物の欠陥を要件とする賠償責任を定めている．

（文献2より引用）

1 賠償

この区別を臨床研究の文脈で考えると，「賠償」とは医療者のなんらかの過失によって発生するものである．たとえば，抗がん薬の投与量を間違えたことによる死亡について，その損害を補填することが「賠償」にあたる．医療行為や臨床研究の設定などに起因する過失をカバーするものであり，損害賠償訴訟の結果を受け，はじめて支払われることになる．賠償額は訴訟の結果によって決まるが，当然ながら過失の軽重によってその額は変わりうる．

2 補償

「補償」とは，医療者の過失がなくても発生する健康被害に対してなんらかの補填を行うことを指す．たとえば，治験薬の副作用によりなんらかの後

遺症が発生した場合，治験薬提供者や医療者に過失がなくともなんらかの経済的補填を行うことがありえるが，これが「補償」にあたる．もともとほとんどの医薬品は，過失がなくとも一定の副作用が生じる可能性があるため，補償を行うには裁判などを経る必要はなく，あらかじめ定められた規程に基づき，所定の手続きをとれば，必要な給付が支払われる仕組みとなっている[4]．このように，「補償」は医薬品や医療行為が内包する安全面での不確実性に対して患者負担を負わせない「被験者保護」の性格が強いものであり，一方で「賠償」は医療行為や研究の実施等に附随して生じる過失をカバーするものであるため「研究者保護」の性格が強いものといえる．

3 健康被害と研究との因果関係

なお，臨床研究でなんらかの健康被害が生じた場合であっても，その臨床研究と健康被害との間に因果関係がなければ，当然賠償責任も補償責任も生じることはない．具体的に健康被害が生じた場合，責任研究医師が，まずは臨床研究と健康被害との間に因果関係があるか否かを判断し，次に損害賠償責任，つまり，なんらかの過失があったか否かを判断することになる．そして，なんらかの過失がある場合には「賠償」としてカバーし，過失が認められない場合には「補償」としてのカバーを考慮することとなる．

2. 臨床研究法「以外」の規範／規制要件における「補償」

1 ヘルシンキ宣言

実際に補償保険に加入するか否かは別として，臨床研究を行う際に何らかの補償の仕組みを検討すべきことは，さまざまな規範や規制要件で定められている．まず世界共通の基本的な倫理原則であるヘルシンキ宣言[3]では補償について以下のように規定している（**下線筆者**）．

22．人間を対象とする各研究の計画と実施内容は，研究計画書に明示され正当化されていなければならない．研究計画書には関連する倫理的配

慮について明記され，また本宣言の原則がどのように取り入れられてきたかを示すべきである．計画書は，資金提供，スポンサー，研究組織とのかかわり，起こり得る利益相反，被験者に対する報奨ならびに<u>研究参加の結果として損害を受けた被験者の治療および／または補償の条項に関する情報を含むべきである</u>．
(後略)

2 ICH-E6（GCP）

また，ICH-E6（GCP）では，補償について以下のように記載している．ここでは，研究に関連した健康被害に対する費用や補償について言及しているが，いずれも各国の規制に従うという幅をもった書き方となっている．

5.8.2 The sponsor's policies and procedures should address the costs of treatment of trial subjects in the event of trial-related injuries in accordance with the applicable regulatory requirement(s).

5.8.3 When trial subjects receive compensation, the method and manner of compensation should comply with applicable regulatory requirement(s).

3 わが国の場合

ヘルシンキ宣言や ICH-E6（GCP）が各国の規制要件に「補償」の条項が入れられる背景になっているが，わが国では「医薬品の臨床試験の実施の基準に関する省令（GCP 省令）」や医学系指針のなかで，これまで補償についての規定がなされてきた．

医薬品の臨床試験の実施の基準に関する省令（GCP 省令）
第 15 条の 9　被験者に対する補償措置
　自ら治験を実施しようとする者は，あらかじめ，治験に係る被験者に生じた健康被害（受託者の業務により生じたものを含む．）の補償のために，保険その他の必要な措置を講じておかなければならない．

> 人を対象とする医学系研究に関する倫理指針
> 第5　研究責任者の責務
> 1　研究計画書の作成および研究者等に対する遵守徹底
> (3) 研究責任者は，侵襲（軽微な侵襲を除く．）を伴う研究であって通常の診療を超える医療行為を伴うものを実施しようとする場合には，当該研究に関連して研究対象者に生じた健康被害に対する補償を行うために，あらかじめ，保険への加入その他の必要な措置を適切に講じなければならない．

　現行の医学系指針では，「侵襲（軽微な侵襲を除く．）を伴う研究であって通常の診療を超える医療行為を伴うもの」について，補償の措置を講じることとなっている．つまり，通常診療については後述する医薬品医療機器総合機構（Pharmaceuticals and Medical Devices Agency：PMDA）の医薬品副作用被害救済制度でカバーし，通常診療を超える場合には個別の研究で補償の措置を講じるという整理である．ここでいうPMDAの医薬品副作用被害救済制度とは，医薬品の適正使用にもかかわらず生じた重篤な健康被害を対象として，医療費や年金などの給付が行われるわが国の公的な補償制度である[4]．健康被害を受けた本人，遺族がPMDAに対して請求を行い，厚生労働省（以下，厚労省）の審議会で認められれば，医療費，医療手当，年金などが給付される．

　適正使用が条件であるため，添付文書の用法・用量どおりに使用されていればこの補償制度の対象となるが，臨床研究として適応外使用を行ったり，添付文書の注意事項から外れるような使用を伴う臨床研究の場合には，本補償制度の対象外となる．つまり，「通常診療を超える」研究の場合にはわが国の補償制度ではカバーされないため，その部分を保険その他の補償に関する措置によってカバーさせる，というのが医学系指針における補償の趣旨である．

　ただし，補償制度の対象外とされる場合もあり，その典型が抗がん薬である．抗がん薬の場合には，一般薬と異なり，適正使用を行ったとしても副作用発生のリスクが極めて高いため，これらの副作用に対して高額の補償金を準備することは財政上の観点から困難である．

4 抗がん薬を用いた場合

　たとえば，抗がん薬を用いた場合，治療に関連した有害事象のすべてに数百万から数千万の補償金を支払うことは非現実的であることは容易に想像しえよう．そのため，抗がん薬はわが国の補償制度の対象外となっており，従来は抗がん薬を対象とした補償保険も存在しなかった．そのため，企業治験では抗がん薬に対して補償のしくみが作られていたが，研究者主導試験の場合，これまで抗がん薬を含む大半の臨床試験では実質的に金銭的な補償措置は行われてこなかったのが実情である．

　しかし，抗がん薬を含むとはいえ，臨床試験により生じた副作用の治療費を患者に負担させてよいのか，という議論はあり，高額な「補償金」ではなくても，副作用の治療にかかった治療費の実費補償（医療費）や，副作用の治療に対する入院や通院の負担増に対する定額手当（医療手当）はせめて臨床試験の実施主体が負担すべきではないかという意見は根強く存在した．まさにこの問題が，法の運用を検討する厚労省の臨床研究部会でも議論の俎上に載り，抗がん薬をも対象に含んだ保険商品が開発されたという経緯である．

3. 臨床研究法における「補償」と新たな臨床研究保険の登場

　このようななか，臨床研究法が成立し，そのなかで補償の規定は規則第20条[5]に以下のように定められた．

> 規則第20条（研究対象者に対する補償）
> 　研究責任医師は，臨床研究を実施するに当たっては，あらかじめ，当該臨床研究の実施に伴い生じた健康被害の補償および医療の提供のために，保険への加入，医療を提供する体制の確保その他の必要な措置を講じておかなければならない．

　この施行規則の文言自体はこれまでの医学系指針と大きく変わることはないが，施行通知[6]では以下のようなより踏み込んだ記載がなされ，特定臨床

研究のみならず非特定臨床研究についても原則補償保険への加入が求められることとなった．

> 通知1（20）規則第20条関係
> ① 研究責任医師は，臨床研究を実施するに当たっては，あらかじめ，当該臨床研究の実施に伴い生じた健康被害の補償のために，**原則として適切な保険に加入すること**．また，保険に加入した場合であっても，当該臨床研究の実施に伴い生じた健康被害に対する医療の提供については，適切な措置を講じること．
> ② 研究責任医師は，当該臨床研究の実施に伴い生じた健康被害に対する医療の提供のみを行い，補償を行わない場合には，実施計画，研究計画書および説明同意文書にその旨記載し，その理由について認定臨床研究審査委員会の承認を得なければならないこと．
> ③ **特定臨床研究以外の臨床研究においても，原則保険の加入に努めること．**

さらに，法施行に合わせて，国内の保険会社3社から新たな保険商品が発売された．これまでの保険における補償は，数百万から数千万の「補償金」を付保する商品が基本であったが，今回新たに発売された商品の多くは「補償金」ではなく，比較的低額な「医療費」，「医療手当」を付保する商品である．また，支払い対象となる有害事象も「予測できないもの」に絞ることで，保険会社にとっての支払いリスクを抑え，抗がん薬を含む臨床試験であっても成立しうる保険商品となっている．

前述の施行通知の記載と，新たな保険商品の発売により，抗がん薬を含む臨床試験であっても補償保険への加入が原則求められることとなったが，後述するように実際に補償保険へ加入するには難しい問題も存在する．

4. 臨床研究と「賠償」

「補償」に関する議論を続けてきたが，ここからはいったん「賠償」に関する議論に移る．繰り返しになるが，「賠償保険」はなんらかの過失に対する賠償請求訴訟で確定した賠償責任をカバーするものである．賠償保険に加入していようがいまいが，賠償請求訴訟に敗訴した側は支払義務を負う．賠償保険へ加入するか否かはこの訴訟リスクと保険料とのバランスで決定するも

のであり，少なくともわが国の法令や規制要件で賠償保険への加入を求める規定はない．この点は補償と賠償の区別がされていないケースと相まって誤解が多いポイントであるが，賠償保険は訴訟リスクに備える「研究者保護」の意味合いが強く，加入は任意である．

ICH-E6（GCP）では，以下のように規定がされているが，冒頭に"If required"とあるように，賠償に関する規定は各国の規制要件に従うよう定めており，事実，臨床研究法を含め，わが国において賠償保険への加入を求める規制要件はない．

> 5.8. Compensation to Subjects and Investigators
> 5.8.1. **If required** by the applicable regulatory requirement(s), **the sponsor should provide insurance or should indemnify the investigator/the institution against claims arising from the trial**, except for claims that arise from malpractice and/or negligence.

1 臨床研究関連の賠償保険の種類

なお，現在わが国で販売されている臨床研究に関連した賠償保険の種類としては，以下の3つがあげられる．

① 医師賠償責任保険（医師特約）
医師が行う医療行為（治療や診断など）に起因して生じる過失をカバーするもので，医師自身が契約する場合と，医療機関が契約する場合がありうる．臨床研究に限らず，通常診療での医療行為で発生する過失をもカバーするため，多くの臨床医は何らかのかたちでこの医師賠償責任保険に加入している．

② 医師賠償責任保険（医療施設特約）
医療機関の一般業務や施設管理上で生じる過失をカバーするもので，医療機関として契約を行うものである．たとえば，病院で提供された食事で食中毒が発生した場合などはこの保険でカバーされる．

③ 臨床研究賠償責任保険
臨床研究で生じた過失のうち，①や②でカバーされないものが対象とな

る．具体的にはプロトコールの不備，たとえば，薬剤投与量がプロトコールに誤って記載されていて，そのことよって過量投与が生じて副作用が生じた場合や，不完全な患者説明文書で説明義務違反が問われた場合などが対象となる．

5. 臨床研究保険の仕組みと問題点

法に伴い，医療費・医療手当型の保険商品が新たに発売され，抗がん薬を含む臨床試験でも原則保険への加入が求められることとなった．しかし，平成30（2018）年時点で発売されている保険には問題が多く，必ずしも研究責任医師が積極的に加入を検討できるものではないのが現状である．

1 前提となっている賠償保険への加入

まず，問題点の1つ目は，現在発売されている保険は賠償保険への加入が基本になっており，賠償保険に加入しなければ臨床研究法で求められている補償特約に加入することができないという点である．前述のように，賠償保険への加入を求める法規制はない．さらに，これまで国内3社において，臨床研究に関する賠償保険は1,000件以上の成約があるにもかかわらず，支払実績がほとんどない．

医師賠償責任保険ではカバーされない，臨床研究そのものに起因する過失は相当数が少ないことが想定されるが，実際にこの賠償保険はほとんど使われたことがないことは知っておくべきであろう．このような「割に合わない」賠償保険に加入しなければ，法で求められている補償特約に加入できないことに釈然としない研究者も多いであろう．

2 高額な保険料

問題点の2つ目は，保険料が依然として高額であるということである．いくら医療費・医療手当型として，「予測できない副作用」に支払い対象を限定しても，実際に見積もりをとってみると，保険料が数百万にのぼるケースがある（予定登録数や研究期間等にもよる）．そもそも研究費が十分でない臨

床試験では，純粋に保険料の額の問題で加入困難ということも多いであろう．

また，保険料は加入時に一括払いを求められることが多いため，AMED（Japan Agency for Medical Research and Development：日本医療研究開発機構）研究費のように単年度会計処理を求められる場合には，保険加入時に保険料を病院等が立て替えて支払う必要が生じる．保険料が高くなり，立て替えが必要となる臨床試験が多くなると病院としても対応困難であることから，新たな保険商品が発売されたからといっても加入が進んでいないのが現状である．

今回，施行通知（20）規則第20条関係で，原則として補償保険への加入が求められることになったが，同じ項で同時に「②研究責任医師は，当該臨床研究の実施に伴い生じた健康被害に対する医療の提供のみを行い，補償を行わない場合には，実施計画，研究計画書および説明同意文書にその旨記載し，その理由について認定臨床研究審査委員会（certified review board：CRB）の承認を得なければならないこと.」とも記載されている．

抗がん薬を含む臨床試験では，前述の理由等で補償保険への加入が困難な場合も多く，現実的にはCRBの承認を得たうえで補償保険には加入しないという対応が多くなることが予想される．どこまで補償保険への加入を求めるかの線引きについては，通常の診療を超える医療行為を伴うか否か，保険診療として実施可能か否かという線引きなど，CRBによっても異なるであろう．審査の一貫性という観点からは，本項で述べた保険の問題点を踏まえ，この線引きについてCRBとして一定のコンセンサスを形成しておくことが勧められる．

■ 参考文献 ■
1) 文部科学省，厚生労働省：人を対象とする医学系研究に関する倫理指針（平成26年12月22日）（https://www.mhlw.go.jp/file/06-Seisakujouhou-10600000-Daijinkanboukouseikagakuka/0000153339.pdf）．
2) 医薬品企業法務研究会：被験者の健康被害補償に関するガイドライン（平成21年版）．
3) 世界医師会：ヘルシンキ宣言「人間を対象とする医学研究の倫理的原則」（2013年10月WMAフォルタレザ総会修正版）（http://www.med.or.jp/wma/helsinki.html）．
4) 医薬品医療機器総合機構：医薬品副作用被害救済制度（http://www.pmda.go.jp/kenkouhigai_camp/index.html）．
5) 厚生労働省：臨床研究法施行規則（https://www.mhlw.go.jp/web/t_doc?dataId=80ab6260&dataType=0&pageNo=1）．
6) 厚生労働省：臨床研究法施行規則の施行等について（平成30年2月28日）（https://www.mhlw.go.jp/file/06-Seisakujouhou-10800000-Iseikyoku/0000202843.pdf）．

3 利益相反の管理

国立がん研究センター社会と健康研究センター生命倫理部・医事法研究部
国立がん研究センター研究支援センター生命倫理部 COI 管理室
中田 はる佳

POINT

- 臨床研究法の成立の契機となった事案において,利益相反管理の不備が問題の 1 つとされたことから,法令のみならず多くの関連文書で利益相反管理に関する詳細なルールが定められた.
- 標準的な利益相反管理の手順が厚生労働省から提示されており,主として研究責任医師がそれらの内容を確認したうえで採用することにより,法の要請を満たすことができる.

1. 目的は社会への説明責任

標準化された利益相反管理

　臨床研究法(以下,法)では,その成立の契機となった事案において不十分な利益相反(conflict of interest:COI)管理が指摘されていたことから[1],法律および施行規則と各種関連文書により COI 管理について詳細に定められている(**表1**).

　わが国の研究規制のなかで,COI 管理についてここまで具体的に求められることになったのは初めてのことであろう.

　従来,日本の COI 管理は文部科学省の研究班の検討に始まり,厚生労働省や日本医学会などが出してきた指針やガイドラインをよりどころとして行われてきた.各研究機関・医療機関ではこれらの指針などを参照しつつ自施設

3 利益相反の管理

表1 臨床研究法と関連通知一覧〔令和2(2020)年6月末現在〕

全般的なもの	
ルール	概要
臨床研究法	利益相反管理について記載なし
臨床研究法施行規則(施行規則)	利益相反管理計画の大まかな流れ(第21条)
臨床研究法施行規則の施行等について(課長通知)	定期報告,積替え申請[*1]時の利益相反管理など
臨床研究法の施行に伴う政省令の制定について(局長通知)	利益相反管理手続きにほぼ言及なし
臨床研究法の施行等に関するQ&A(統合版)について(QA)	厚生労働省に寄せられた質問集 利益相反管理に関するものもあり
臨床研究法の対象となる臨床研究等の事例集について(事例集)	厚生労働省に寄せられた質問事例とQAの対応表 利益相反管理に関するものはほとんどなし
利益相反管理に特化したもの	
ルール	概要
臨床研究法における臨床研究の利益相反管理について(利益相反管理通知)[*2]	管理基準,手続きの概要
臨床研究法における利益相反管理ガイダンス(利益相反管理ガイダンス)[*3]	各基準,手続きの説明,基本的な考え方
利益相反管理に係るQ&A[*4]	各様式の文言の解釈や運用
臨床研究法における利益相反管理に関する標準業務手順書[*5]	立場ごとの責務を整理

[*1]:法施行時,医学系指針に基づいてすでに実施されている特定臨床研究を臨床研究法に基づいて申請し直すこと
[*2]:平成30年11月30日の通知により,平成30年3月2日の通知は廃止された
[*3]:平成30年11月30日の通知の別添1
[*4]:平成30年11月30日の通知の別添2
[*5]:参考資料

(筆者作成)

の管理基準を策定し，施設内の職員の利益相反管理を行ってきたのである．

臨床研究法の実施医療機関となりうる全国の医療機関における法施行直前の状況をみると，利益相反委員会の設置有無やCOI管理基準は実に多様であったことが知られている[2]．

本法の下で，一見煩雑にも思えるCOI管理を行う目的は，研究者自身が潜在的なCOIを適切に管理することで，社会への説明責任を果たすことである[3]．このことによって，法の目的である「臨床研究の対象者をはじめとする国民の臨床研究に対する信頼の確保を図ること」（法第1条）の達成に貢献しうる．

2. 用意されている様式

法では，「推奨」というかたちで，厚生労働省からCOI管理基準とCOI状況に応じた管理計画が提示され，それらが組み込まれた様式が出されている[4]．研究責任医師や研究分担医師はこの様式に必要事項を記載していき（多くは「はい」，「いいえ」などの選択式で回答），最後に提示される管理計画を研究責任医師が採用することで法の要請を満たすことができる．このような仕組みが構築されたことで，全国どこの実施医療機関においても統一的なCOI管理が行われるようになった．推奨される様式を用いたCOI管理の流れを，単施設研究と多施設共同研究に分けて図に示した（**図1，2**）．大まかな流れとしては，利益相反管理基準の作成—関係企業の抽出—個人の利益相反自己申告—事実確認—利益相反管理計画の作成となる．以下では，推奨されるCOI管理の流れを，だれが・なにを・どのように行うかという観点から説明していく．なお，新規申請を念頭におくこととし，定期報告や移行措置をとった研究への対応は **7** で述べる．

1 利益相反管理基準の策定
（様式A「利益相反管理基準」）

まず，研究責任医師は，自身の研究に関する医薬品等製造販売業者等の関与などを管理する基準（COI管理基準）を策定する（規則第21条）．多施設共同研究であったとしても，研究課題ごとに1つの利益相反管理基準とする〔課長通知3.-(1)〕．

▶ 3 利益相反の管理

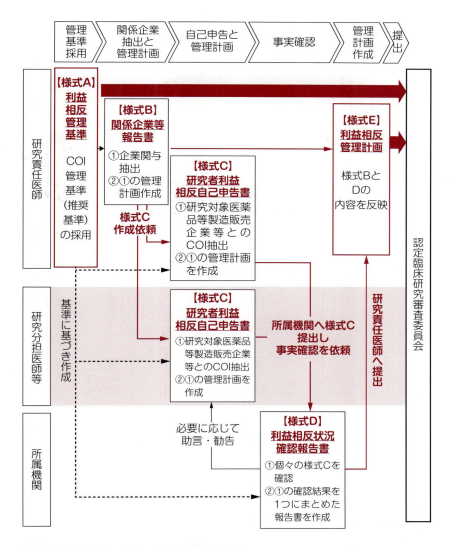

図1　単施設研究の場合の利益相反管理の流れ
単施設研究の場合の，研究責任医師，研究分担医師等，所属機関が行う推奨様式作成手順を示す．

(文献3より引用)

第2章 特定臨床研究実施の手順と体制

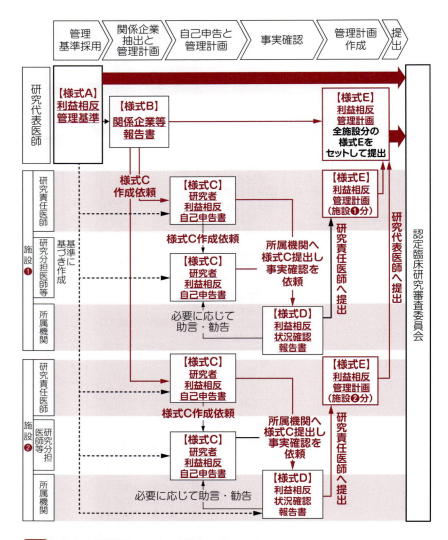

図2 多施設共同研究の場合の利益相反管理の流れ

多施設共同研究の場合の，研究代表医師，研究責任医師，研究分担医師，所属機関が行う推奨様式作成手順を示す．単施設研究との違いは，研究代表医師が様式A，様式Bをひとつだけ作成することと，各施設で作成した様式Eを研究代表医師のもとに集められることである．

(文献3より引用)

推奨されているCOI管理基準は8つである（**表2**）[3]．**研究責任医師は8つの基準を確認し，自身の研究課題に適用することが適切だと考えれば，この推奨基準を「採用」すればよい**．推奨基準以外の基準を用いる場合には，研究責任医師はその基準を用いることの妥当性について説明が求められる．

2 研究に関係する企業の抽出
（様式B「関係企業等報告書」）

続いて，研究責任医師は，自身の研究にかかわる企業等の洗い出しを行うために，「関係企業等報告書」を作成する．様式に記載されている5つの項目に回答すると，自身の研究でCOIを検討すべき企業が抽出される（**表3**）[3]．ここで，**項目1に該当する企業については，研究責任医師などが個人の利益相反の申告を求められ，項目2〜5に該当する企業については，COI管理計画において開示される対象となる**．多施設共同研究の場合は，研究代表医師が各施設に対して項目1〜5に該当する企業の有無を確認し，1つの関係企業等報告書としてまとめる〔課長通知4.-(1)-②〕．

項目1に該当する企業に関して，研究対象の医薬品が製品名で指定されず，同一成分の後発品が多数ある場合には，後発品の製造販売業者等も含まれることに注意が必要である〔Q&A（統合版），問4-9〕．また，項目1に該当する企業の会社法上の子会社もここに含まれる〔規則第21条第1項第1号，局長通知第2-1.-(3)〕．

3 研究者の利益相反自己申告
（様式C「研究者利益相反自己申告書」）

❷の項目1で抽出された企業については，研究者等個人に関対する利益相反を申告する．**申告が求められるのは，研究責任医師，研究分担医師，統計解析責任者，研究計画書に名前が記載されており，当該臨床研究を実施することによって利益を得ることが明白な者**である（規則第21条第1項第2号）．ここで，「当該臨床研究を実施することによって利益を得ることが明白な者」として想定されているのは，臨床研究に用いる医薬品等の特許権を有する者，公的資金の研究代表者などである〔課長通知4.-(2)-③〕．これら以外にも，工学部で開発した未認証の医療機器を用いて法に規定する臨床研究を実施する場合など，「研究代表医師・研究責任医師以外の研究を総括する者」が

表2 利益相反管理基準（推奨基準）

1	適切な開示	臨床研究に従事する者等は，本研究とかかわりのある企業等との利益相反について研究計画書・説明文書・研究成果公表時に開示する．
2	契約締結による研究資金授受	臨床研究に従事する者等は，本研究とかかわりのある企業等から本研究にかかわりのある研究資金等の提供を受ける場合は，契約を締結する．
3	COI状況変動時の対応	新たに本研究とかかわりのある企業等が生じた場合 　→研究責任医師・研究代表医師が認定委員会に利益相反管理計画書を再提出（変更申請） 個人のCOI状況が変化した場合 　→利益相反申告者等は再度申告．必要に応じ，研究責任医師・研究代表医師が変更申請または定期報告で認定委員会に報告．
4	研究責任医師を交代すべき状況	以下のいずれかに該当する場合は，原則として研究責任医師にならない． ①かかわりのある企業等の寄附講座に所属，給与を得ている ②かかわりのある企業等から年間250万円以上の個人的利益がある ③かかわりのある企業等の役員に就任している ④かかわりのある企業等の株式5％以上，未公開株式1株以上，新株予約権1個以上のいずれかを有している ⑤かかわりのある企業等の本研究に関係する特許権を保有あるいは出願している
5	研究責任医師を交代できない場合の措置	基準4①～⑤に該当するにもかかわらず研究責任医師を交代できない場合には，研究責任医師はデータ管理，モニタリング，統計・解析には従事せず，かつ，監査を受ける．
6	配偶者・親族のCOI状況による制限	生計を同じにする配偶者や1親等の親族が，基準4②～⑤に該当する場合，研究責任医師は，データ管理，モニタリング，統計・解析には従事せず，かつ，監査を受ける．
7	研究分担医師のCOI状況による制限	基準4①～⑤に該当する場合にはデータ管理，モニタリング，統計・解析には従事しない．
8	企業等に所属する研究者の関与の制限	かかわりのある企業等の研究者は，原則として，被験者リクルート，データ管理，モニタリング，統計・解析には関与しない．ただし，データ管理，統計・解析に関与する必要がある場合は，監査を受ける．

（文献3をもとに筆者作成）

表3 関係企業等を抽出する基準

1	本研究対象の医薬品・医療機器等を製造販売する／しようとする企業 (⇒個人 COI 申告対象企業)
2	本研究の研究費を提供している企業
3	本研究に用いる医薬品，医療機器，機材，試料，物品，施設等を無償あるいは相当程度に安価で提供している企業
4	本研究に，無償または相当程度に安価で臨床研究に係る役務を提供している企業 ※1に該当する企業から特定役務（データ管理，効果安全評価委員会への参画，モニタリング，統計，解析または監査に関する役務）を受ける場合は，有償の場合を含む．
5	本研究に，企業等への在籍者・過去2年間在籍していた者を参画させている企業

（文献3をもとに筆者作成）

いる場合〔Q&A（統合版），問 3-7〕には，その者にも個人に対する利益相反の申告が求められる〔Q&A（統合版），問 6-1〕．なお，統計解析を外部の企業に委託し，実施医療機関には統計解析責任者がいない場合には，外部企業の社員に対して COI 状況の申告を求める必要はない．当該企業の社員は，実施医療機関との委託契約など一定の契約に基づいた範囲でのみ活動しうる者であること，企業の利益を背負って業務に従事するのは当然であり，それ以外に衝突する利益をもたないことなどから考えれば理解しやすいだろう．

申告が求められる内容は，**2** の項目1に該当する企業と申告する本人・生計を同じにする配偶者およびその1親等の親族との関係で，原則として以下の5つである．すなわち，①年間 200 万円を超える寄附金の有無（本人），②寄附講座への所属（本人），③年間 100 万円以上の個人的利益の有無（本人，配偶者および親族），④役員への就任（本人，配偶者および親族），⑤株式の保有（公開株式は5％以上，未公開株式・新株予約権は1つ以上），出資（本人，配偶者および親族）について申告を行う．それ以外に，本人が申告すべきと考えるものがあれば，その他として申告することもできる．なお，③の個人的利益とは，給与・講演・原稿執筆・コンサルティング・知的所有権・贈答・接遇等による収入をいう〔臨床研究法における利益相反管理ガイダンス 3.-A.-(1)-②-ウ〕．これらについて，申告の前年度と当該年度について記載する．

各々の研究者利益相反自己申告書が完成したら，自身の所属機関に提出す

る．その際，申告内容には本人や家族の個人収入や財産状況に関する機微な情報も含まれていることから，所属機関の担当部署以外に不用意に情報が流れることのないように注意する．

4 所属機関による事実確認
(様式D「利益相反状況確認報告書」)

　実施医療機関の管理者または所属機関の長は，申告内容に応じて「事実確認」を行い，「利益相反状況確認報告書」を作成しなければならない（規則第21号第2項）．「事実確認」の作業は，臨床研究法において利益相反委員会の審査を不要とする代わりに，申告の正確性を一定程度担保することを目的としたものである．具体的には，**「研究者利益相反自己申告書」で該当するCOIがありと申告された場合に，その内容が実施医療機関等で把握している情報と大きく乖離していないかを確認する**こととされる（規則第21条第2項）．したがって，機関が把握しえない情報（たとえば，家族に関する情報）や機関として管理していない情報について申告があった場合には，確認不能としてよい．実務としては，職員のCOI管理を行っている部署や，外勤状況を管理している部署など機関内での関連部署の連携が必須であろう．また，利益相反委員会の審査は不要ではあるものの，申告の内容によっては，機関の利益相反委員会から助言や勧告を求めることも妨げられてはいない〔臨床研究法における利益相反管理ガイダンス3.-D.〕．

　実施医療機関の管理者または所属機関の長は，「利益相反状況確認報告書」を作成したのちは，研究責任医師に送付する．実務の運用としては，事実確認作業を行った部署から送ることになろう．

5 利益相反管理計画の作成
(様式E「利益相反管理計画」)

　研究責任医師は，研究全体にかかわる企業等の関与と研究者の自己申告状況に鑑みて，自身の研究におけるCOIを管理する計画を作成しなければならない（規則第21条第3項）．多施設共同研究の場合であっても，実施医療機関ごとに研究責任医師がCOI計画を作成し〔課長通知3.-(2)〕，最後に研究代表医師がそれらを取りまとめる．❶で述べた推奨基準を採用している場合には，研究課題への企業の関与や個人のCOI状況に応じた推奨のCOI管理

計画が提示されるので，**研究責任医師はそれらの内容を確認し，自身の研究課題で対応できると判断すれば推奨された COI 管理計画を「採用」すればよい**．その際，事実確認の段階で機関の利益相反委員会から助言や勧告を受けている場合には（様式 D「利益相反状況確認報告書」に記載される），その内容も反映する必要がある．

　推奨される COI 管理計画のなかで，基準1に従って研究計画書，説明同意文書，成果物に「開示」することが求められる場合がある．どの程度「開示」すべきかが問題となるが，**開示対象の情報の種類に合わせた検討が必要である**．研究全体に対する企業のかかわりについては，研究組織や研究対象物を説明する項目で開示されるだろう．一方，個人に対する COI に関しては，個人収入や財産状況などの機微な情報を含むこと，また，随時変動する可能性も高いことから詳細な記載は避けたほうがよい（COI 状況の変動を理由とした頻回な研究計画書や説明文書の改訂が生じかねない）．例として，研究計画書や説明文書には，個人に対する COI をまとめた web サイトの URL を記載してそちらを参照できるようにする，あるいは，「本研究の研究責任医師，研究分担医師等のなかには，研究にかかわる企業との間に個人的な COI を有している者が含まれていることがありますが，臨床研究法および関連通知等に従い適切に管理されています」などと記載して，個人に対する COI が生じる可能性について言及することなどが考えられる．重要なことは，研究対象者その他の第三者から COI 状況について尋ねられた際に，明確に説明できる準備を整えておくことである．

6 認定臨床研究審査委員会への提出

　研究責任医師（または研究代表医師）は，**利益相反管理基準（様式 A）と利益相反管理計画（様式 E）を認定臨床研究審査委員会（certified review board：CRB）に申請資料として提出**し，意見を聴かなければならない（規則第 21 条第 4 項）．この 2 点以外の様式は提出する必要はなく，CRB 側は不要な様式の提出を求めるべきではない．一見，煩雑にも思えるほど，詳細に作られた COI 管理の流れは，不要な情報が不要なところに出ないよう工夫されたものである．個人の COI に関する情報には，個人収入や財産状況に関する情報も含まれる可能性があるため，推奨様式では所属機関への提出にとどめられている．前述のように，COI 管理基準と COI 管理計画も CRB の審査事項ではあるものの，それらに過度に重点が置かれ，本来の主たる審査事項

である研究課題の科学性・倫理性の審査がおろそかになっては本末転倒である．

以上のように，臨床研究法の要請によって，標準化されたCOI管理が可能となった．研究責任医師をはじめとして臨床研究法にかかわる者が，関連通知やガイダンスなどで推奨される内容を理解したうえで採用していくことで，不注意による管理不備を避けることができるだろう．

7 いつまでに行うのか

新規に開始する研究の場合，2. に記載した一連の手順（**COI管理基準の作成～COI管理計画の作成）は，CRBへの申請前に完了させなければならない**．特に時間がかかることが予想されるのは，個人のCOI申告にかかる2つの作業である．1つ目が，各申告対象者による「研究者利益相反自己申告書」の作成である．申告事項が特にない場合には，すべての質問項目に「いいえ」と回答するだけでよいが，申告事項がある場合には，その詳細を記載する必要がある．たとえば，対象企業との間に年間100万円以上の個人収入がある場合には，収入の内容（例：講演，原稿料など）と受け入れ金額を年度ごとに記載する．2つ目が，所属機関による事実確認（「利益相反状況確認報告書」の作成）である．事実確認としては，所属機関が保有している情報と大きく齟齬がないことを確認することで足りるが，機関によってはより慎重な確認体制をとる場合もある．各機関での対応に要する時間に差が生じることは見込んでおく必要があろう．

定期報告の際には，研究責任医師は，研究課題全体に対する企業の関与や個人のCOI状況に関する事項についてCRBに報告しなければならない（規則第59条第1項第5号）．COI管理計画に変更がない場合であってもこの報告が求められているが〔課長通知7.-(2)〕，2. に記載したすべての手順をとる必要はない．すなわち，研究課題全体に対する企業の関与に変更がなかったり，個人のCOI申告内容について新たに基準を超えるものが生じないなど，COI管理計画に変更がない場合には手続きを簡略化してよい〔Q&A（統合版），問6-2〕．たとえば，COI管理計画に変更がない旨だけを研究責任医師がCRBに報告するような規程を設けるなどの対応が考えられる．また，研究実施期間中にCOI管理計画に変更が生じることもある．たとえば，研究資金を提供する企業が追加されたり，個人に対するCOI状況がCOI管理基準を超えるような場合である．こうした状況が生じた際には，研究責任医師

は，速やかに COI 管理計画を変更し，CRB の意見を聴かなければならない〔課長通知 7.-(1)〕．すなわち，CRB に対して変更申請を行うことになろう．なお，移行措置期間中に CRB に承認された研究について，研究者等個人に対する COI に関する情報を含めた COI 計画は初回定期報告時に提出することとされている〔Q&A(統合版)，問 6-3〕．

　法が求める COI 管理に適切，かつ，効率的に対応するには，まずは厚生労働省から推奨されている手順を理解し，機関内での運用をよく確認することが重要である．

■ 参考文献 ■
1) 桑島巖：赤い罠，ディオバン臨床研究不正事件．日本医事新報，東京，2016.
2) 中田はる佳，飯田香緒里，川澄みゆりほか：利益相反管理に関する全国医療機関調査，臨床研究法施行前の実態把握．臨薬理 49：213-218，2018.
3) 田代志門，吉田雅幸，飯田香緒里：臨床研究法における利益相反管理ガイダンス，臨床研究法における臨床研究の利益相反管理について（https://www.mhlw.go.jp/content/10800000/000422858.pdf）.
4) 厚生労働省：臨床研究法について（https://www.mhlw.go.jp/stf/seisakunitsuite/bunya/0000163417.html）.

4

疾病等の報告

国立がん研究センター中央病院
臨床研究支援部門研究企画推進部企画管理室 室長
片山　宏

POINT

- ●「疾病等」とは，薬機法の副作用，医学系指針の有害事象とほぼ同義の概念である．
- ●研究責任医師は，臨床研究に起因することが疑われる疾病・死亡・障害・感染症が発生した場合には，認定臨床研究審査委員会への報告義務がある．
- ●未承認・適応外の医療を含む特定臨床研究では，そのうち予測されない重篤なものについて，厚生労働大臣への報告義務がある．
- ●報告項目・報告期限は薬機法の副作用等の報告と同じであるが，ICH-GCPや医学系指針とは，報告が必要な有害事象が異なる．

1. 疾病等の報告が必要な理由

　ヘルシンキ宣言[1]にも謳われているように，臨床研究を実施するにあたり，臨床研究の対象者のリスクを最小化させるための必要な措置が講じられなければならず，リスクは適切に評価されかつ十分に管理されていなければならない．つまり，臨床研究を実施する者は対象者にどのような望ましくない事象が生じるのかを把握し，望ましくない事象が生じた場合には，臨床研究の実施と因果関係があるか否かを評価し，その原因究明とリスクを最小化するための再発防止策を講じる必要がある．また，因果関係の評価は，個別の事

例の評価のみならず，過去に集積された情報を用いた評価により判断しなければならない場合もある．疾病等の報告（有害事象報告）は，これらを行うために必要な仕組みである．

2. 疾病等発生時の対応とその報告に関する規定

1 疾病等発生時の対応

> 規則
> （疾病等発生時の対応等）
> 第 13 条　研究責任医師は，研究計画書ごとに，当該研究計画書に基づく臨床研究の実施に起因するものと疑われる疾病等が発生した場合の対応に関する一の手順書を作成し，当該手順書に沿った対応を行わなければならない．
> 2　研究責任医師は，臨床研究の実施に起因するものと疑われる疾病等が発生した場合は，当該臨床研究の中止その他の必要な措置を講じなければならない．

「疾病等」とは，臨床研究の実施に起因するものと疑われる疾病，障害，感染症，死亡に加え，臨床検査値の異常や諸症状も含まれる．「疾病等」とは聞きなれない用語であるが，「再生医療等の安全性確保に関する法律」[2]で用いられているものであり，医薬品，医療機器等の品質，有効性及び安全性の確保等に関する法律（以下，薬機法）で用いられている副作用や医学系指針で用いられている有害事象とほぼ同義と考えてよい．

臨床研究の実施に起因すると疑われる疾病等が発生した場合の対応については，研究ごとに手順書を作成しなければならない（または研究計画書に手順を記載する）．疾病等が実際に発生した場合は，臨床研究の中止を含め必要な措置を講じなければならない．これは，いずれも研究責任医師（多施設共同研究の場合は研究代表医師）の責務として定められている．

2 疾病等報告に関する規定

臨床研究法（以下，法）における疾病等の報告について，「だれが」，「なに

を」,「いつまでに」,「どこに」,「どうするか」は,以下に定められている.

- ●法第 13 条「認定臨床研究審査委員会への報告」
- ●規則第 54 条「認定臨床研究審査委員会への疾病等の報告」
- ●規則第 55 条「認定臨床研究審査委員会への不具合報告」
- ●法第 14 条「厚生労働大臣への報告」
- ●規則第 56 条「厚生労働大臣への疾病等の報告」

これらはいずれも特定臨床研究を実施する場合の規定ではあるが,非特定臨床研究(いわゆる努力義務研究)を臨床研究法の下で実施する場合,規則第 63 条で認定臨床研究審査委員会(certified review board:CRB)へ報告する項目・報告期限は特定臨床研究と同様に行うよう規定されている.ただし,同条で,非特定臨床研究の場合には疾病等の厚生労働大臣(以下,厚労大臣)への報告は免除されていることに留意する必要がある.なお,厚労大臣への報告は,Japan Registry of Clinical Trials(jRCT)[3]上で必要な情報を入力と報告に必要な添付書類のアップロードを行い,医薬品医療機器総合機構(Pharmaceuticals and Medical Devices Agency:PMDA)安全性情報・企画管理部 情報管理課宛てに送信することにより行う.

疾病等の報告の概略と,報告対象・報告期限については,厚生労働省(以下,厚労省)web サイトの「臨床研究法の概要」[4]にまとめられている.報告対象に関する正確な解釈については施行規則の原文を参照されたい.また,報告期限については「未承認・適応外か既承認か」,「予測される(既知)か予測されない(未知)か」,「重篤か非重篤か」の軸によって緊急報告の対象となるか定期報告の対象となるかが変わりうる(**表,図**)[4].「臨床研究法の概要」に掲載された図 1 を解釈するためのポイントを解説する.

3 未承認・適応外,既承認の解釈

法では,添付文書の「用法・用量」,「効能・効果」から外れるものはすべて「適応外」と解釈されることに注意が必要である.特に,抗がん薬の併用療法では,添付文書の用量よりも減量した用量をプロトコール治療として設定することがよく行われるが,その使用法が日常診療で保険適用されていたとしても,法では「適応外」と判断されることに注意が必要である.

▶ 4 疾病等の報告

表 疾病等報告の報告対象と報告期限

				PMDA	委員会	定期報告
未承認・適応外	医薬品等	未知	死亡	7日	7日	○
			重篤	15日	15日	○
			非重篤		定期	○
		既知	死亡		15日	○
			重篤		定期	○
			非重篤		定期	○
	不具合(医療機器,再生医療等製品)	未知	死亡のおそれ		30日	
			重篤のおそれ		30日	
			非重篤のおそれ			
		既知	死亡のおそれ		30日	
			重篤のおそれ		30日	
			非重篤のおそれ			
既承認	医薬品等	未知	死亡		15日	○
			重篤		15日	○
			非重篤		定期	○
		既知	死亡		15日	○
			重篤		30日	○
			非重篤		定期	○
	感染症	未知	死亡・重篤		15日	○
			非重篤		15日	○
		既知	死亡・重篤		15日	○
			非重篤		定期	○
	不具合(医療機器,再生医療等製品)		重篤(死亡含む)のおそれ		30日	
		未知	非重篤のおそれ			
		既知	非重篤のおそれ			

(文献4より引用)

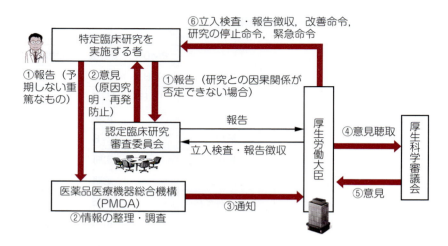

図 疾病等の報告

(文献 4 より引用)

4 未知,既知の解釈

　「未知」とは,発生した事象の性質,重症度,特異性または転帰が当該治療に関して,すでに公表された信頼できる資料(医薬品の添付文書など)や研究計画書(プロトコール)の記載に一致しないものをいう.一方,「既知」とは,当該試験において起こりうることが添付文書や研究計画書等の文書であらかじめ示されているものをいう.

5 重篤,非重篤の解釈

　「重篤(serious)」は患者の生命または機能を危険にさらす事象であり,特定の事象の強度を示す「重症(severe)」(それより軽い状態は「中等度(moderate)」「軽度(mild)」)とは異なる意味で用いられる.臨床研究法の「重篤な疾病等」については,多少文言は異なるものの,内容としては,ICH E2A, E2D, E6ガイドライン,医学系指針を踏襲した次のような定義である.

▶ 4 疾病等の報告

> ① 死亡
> ② 死亡につながるおそれのある疾病等
> ③ 治療のために医療機関への入院または入院期間の延長が必要とされる疾病等
> ④ 障害
> ⑤ 障害につながるおそれのある疾病等
> ⑥ ①から③までならびに死亡および死亡につながるおそれのある疾病等に準じて重篤である疾病等
> ⑦ 後世代における先天性の疾病または異常

6 不具合

不具合の定義は，臨床研究法では明確に定義されていないが，薬機法上では以下のように定められている[5]．

> ①医療機器の破損，作動不良等広く具合のよくないこと
> ②再生医療等製品の機能不全，細胞が人体に及ぼす副作用等広く具合のよくないこと

不具合のみで患者に有害事象が発生していなければ「不具合報告」に該当し，不具合により実際に有害事象が発生した場合には「疾病等報告」に該当する．

7 感染症

生物由来製品において，生物由来の原料または材料から，当該医薬品等への病原体の混入が疑われる場合など．また，HBV，HCV，HIV 等のウイルスマーカーが陽性化した場合を指す〔通知 2.−(66)〕[6]．

8 報告期限の起算日

規則第54条第1項より，**報告期限の起算日は事象の発生日ではなく，研究責任医師が発生を知ったとき**，と解釈できる．また，**多施設共同研究の場合**

は，研究責任医師を研究代表医師と読み替えることとなっているため，**研究代表医師が発生を知ったときが報告期限の起算日と解釈できる．**

3. 認定臨床研究審査委員会・厚生労働大臣への報告

1 認定臨床研究審査委員会への報告

> （認定臨床研究審査委員会への報告）
> 法第13条　特定臨床研究実施者は，特定臨床研究の実施に起因するものと疑われる疾病，障害もしくは死亡または感染症（次条および第23条第1項において「疾病等」という．）の発生を知ったときは，厚生労働省令で定めるところにより，その旨を当該特定臨床研究の実施計画に記載されている認定臨床研究審査委員会に報告しなければならない．
> 2　前項の規定により報告を受けた認定臨床研究審査委員会が特定臨床研究実施者に対し意見を述べたときは，当該特定臨床研究実施者は，当該意見を尊重して必要な措置をとらなければならない．

「特定臨床研究の実施に起因するものと疑われる疾病，障害もしくは死亡または感染症」とは，特定臨床研究との因果関係が否定的できない（因果関係あり）有害事象をいう．また，**「特定臨床研究の実施に起因するもの」とは，臨床研究に用いる医薬品等に起因するもののみではなく，臨床研究の実施に起因するもの全般であることが明記されている〔Q&A(統合版)，問4-18〕**[7]．

具体的な事例として，適応外の薬剤を用いる術前化学療法の有効性・安全性を評価する臨床試験の場合で説明する．この場合，手術は標準治療として行われる術式で，術前化学療法のみが試験的要素であったとしても，術前化学療法が手術の安全性に影響を及ぼす可能性があることから，手術の合併症もエンドポイントとして評価することが一般的である．したがって，このケースでは適応外の薬剤を用いる術前化学療法の時期に発生した有害事象のみが報告対象となるのではなく，術中・術後に発生した有害事象も報告対象となる，ということである．

2 厚生労働大臣への報告

> （厚生労働大臣への報告）
> 法第14条 特定臨床研究実施者は，特定臨床研究の実施に起因するものと疑われる疾病等の発生に関する事項で厚生労働省令で定めるものを知ったときは，厚生労働省令で定めるところにより，その旨を厚生労働大臣に報告しなければならない．

> （厚生労働大臣への疾病等の報告）
> 規則第56条 法第14条の厚生労働省令で定めるものは，第54条第1項第1号および第2号（ロに限る．）に掲げる事項とする．

厚労大臣への報告が必要となるのは，未承認・適応外の医薬品等を用いた特定臨床研究に限られ，そのなかでも，特定臨床研究との因果関係があり，予測されない（未知），重篤な事象のみが報告対象となる．

既承認の医療を用いる臨床研究で発生した疾病等は報告対象とはならない．

なお，厚労大臣への報告は，jRCT上で必要な情報を入力と報告に必要な添付書類のアップロードを行い，PMDA安全性情報・企画管理部 情報管理課宛てに送信することにより行う．

3 定期報告

実施計画を厚労大臣に提出した日から起算して1年ごとに，実施医療機関の管理者，CRB，厚労大臣への定期報告を行うことが法第17，18条に定められている．定期報告の際，疾病等の発生状況とその後の経過について「定期報告書」（統一書式5）にまとめることとされている．具体的には，統一書式の注釈に記載されているように「疾病等の発生状況およびその後の経過」について，すでに報告および審査されているものも含め，臨床研究全体として疾病等の発生状況を要約して簡潔に記載することとされており，定期報告までにCRBに報告された事象に加え，それまでに集計されている定型項目を要約して報告することとなる．

4 報告様式

　厚労大臣への報告は，先述のとおり jRCT 上で行う．jRCT の入力方法については，研究責任医師（多施設共同研究の場合は研究代表医師）のアカウントでログインし，入手可能な「臨床研究実施計画・研究概要公開システム操作マニュアル【登録者編】」を参照されたい．
　CRB への疾病等報告の関連書式は，統一書式として厚労省の web サイトに公開されている．

- 統一書式 5：定期報告書（※疾病等報告のみの書式ではない）
- 統一書式 8：医薬品疾病等報告書
- 統一書式 9：医療機器疾病等または不具合報告書
- 統一書式 10：再生医療等製品疾病等または不具合報告書

　なお，厚労大臣への報告が必要な疾病等報告について，CRB へ報告する際には，統一書式 8～10 のうち該当する書式を選択し，必要最小限の情報〔宛先，差出人，臨床研究実施計画番号（jRCT 番号），臨床研究課題番号，対象患者識別コード〕のみ記載して，別紙様式 2-1 または 2-2 を用いてよいとされている〔通知 2.-(67)〕[6]．

4. 多施設共同研究の場合の実運用上のポイント

　多施設共同研究を実施する場合の報告に関する注意点を 2 点あげる．

1 認定臨床研究審査委員会と厚生労働大臣への報告期限

　1 つ目は CRB と厚労大臣への報告期限である．
　前述のように，報告期限の起算日は，多施設共同研究の場合は研究代表医師が有害事象の発生を知ったとき，すなわち参加施設の研究責任医師からの第 1 報を得たときとなる．報告書式の作成責任者は研究代表医師ではあるが，疾病等の詳細情報は発生施設の研究責任医師が把握しており，また，その後の経過により情報が追加される場合もありえる．そのため，研究代表医

師は，判明している範囲での第1報をCRBや厚労大臣へ報告し，その後詳細な要因等について続報として報告することでよいとされている〔通知2.－(65)〕[6]．つまり，報告対象となりうる有害事象が発生したときには，詳細な情報というよりも，発生した事実をまず報告することが重要である．

2 報告対象

2つ目は報告対象である．法では，当該臨床研究との因果関係「あり」の事象のみをCRBや厚労大臣へ報告する規定となっている．多施設共同研究を実施する場合に，その規定どおりに運用すると各施設の研究責任医師に因果関係の有無の判断を委ねることとなるが，その場合，因果関係の判断にブレが生じ，1つの研究のなかで一貫性のある因果関係の判断が行われない懸念がある．この問題を解決する1つの策として，各参加施設からは因果関係の有無によらず研究代表医師に報告をあげさせ，研究代表医師が最終的な判断を下してCRBや厚労大臣への報告をするという運用が考えられる．

がんの多施設共同研究グループであるJCOG（日本臨床腫瘍研究グループ）では，前述の2つのポイントを考慮した疾病等報告の手順としている．具体的な手順は，JCOGプロトコールマニュアルversion 3.3「10. 疾病等（有害事象）報告」や，JCOG webサイトの「手引き」に公開されているのでご参照いただきたい[8, 9]．

■引用文献■
1) 日本医師会：ヘルシンキ宣言（http://www.med.or.jp/wma/helsinki.html）．
2) 厚生労働省：再生医療について（https://www.mhlw.go.jp/stf/seisakunitsuite/bunya/kenkou_iryou/iryou/saisei_iryou/index.html）．
3) 臨床研究実施計画・研究概要公開システム（Japan Registry of Clinical Trials：JRCT）（https://jrct.niph.go.jp/）．
4) 厚生労働省：臨床研究法の概要（平成30年12月17日）（https://www.mhlw.go.jp/content/10800000/000460132.pdf）．
5) 厚生労働省：平成26年10月2日薬食発1002第20号「医薬品等の副作用等の報告について」（https://www.mhlw.go.jp/file/06-Seisakujouhou-11120000-Iyakushokuhinkyoku/0000064691.pdf）．
6) 厚生労働省：臨床研究法施行規則の施行等について（平成30年2月28日）（https://www.mhlw.go.jp/file/06-Seisakujouhou-10800000-Iseikyoku/0000202843.pdf）．
7) 厚生労働省医政局研究開発振興課：臨床研究法の施行等に関するQ＆A（統合版）について（令和元年11月13日）（https://www.mhlw.go.jp/content/10800000/000566065.pdf）．
8) 日本臨床腫瘍研究グループ：プロトコールマニュアル（http://www.jcog.jp/doctor/manual.html）．
9) 日本臨床腫瘍研究グループ：有害事象報告／疾病等報告（http://www.jcog.jp/doctor/todo/researcher/harmfulness.html）．

5

主要評価項目報告書と
総括報告書

国立がん研究センター中央病院
臨床研究支援部門研究企画推進部企画管理室 室長
片山 宏

POINT

- 一般に臨床研究の登録と結果の公表は研究責任者の倫理的責務である．
- 臨床研究の情報公開は，患者登録開始前に一般にアクセス可能なデータベースに登録することにより行われ，近年米国では研究結果についても公表することが義務づけられた．
- 臨床研究法では，研究責任医師（多施設共同研究の場合は研究代表医師）が，世界保健機関（WHO）が公表を求める項目をJapan Registry of Clinical Trials（jRCT）に記録し公表するよう定めている．
- 施行規則第24条で，主要評価項目報告書と総括報告書の作成と概要の公開が義務づけられている．

1. 臨床研究に関する情報公開の背景

　臨床研究が一般公開データベースに登録される仕組みは，平成12（2000）年に米国のClinicalTrials.gov[1]の運用が開始されたことを契機として，欧州やわが国でも導入が進んだ[2]．これらの登録システムが構築される以前は，実施中の臨床研究に関する情報が公表されることがなく，途中中止になった研究や研究実施者にとって都合の悪い結果であった場合には論文化されない（結果が公表されない），いわゆる公表バイアスの問題が指摘されていた．
　世界保健機関（World Health Organization：WHO）においても，臨床研

究登録に関する国際的ネットワーク構築の必要性が認識され，平成17（2005）年8月にWHOが定めた要件を満たす臨床研究登録・公開する機関として WHO Primary Registry[3] が設立され，同組織による公的臨床研究登録データベースの認証が開始された．これまで，わが国では UMIN 臨床試験登録システム（University Hospital Medical Information Network Clinical Trials Registry：UMIN-CTR)[4]，日本医薬情報センター臨床試験情報〔Japan Pharmaceutical Information Center (JAPIC) Clinical Trials Information〕[5]，日本医師会治験促進センターの臨床試験登録システム（Japan Medical Association Clinical Trials Registry：JMACCT)[6] が WHO Primary Registry としての認証を受けていた．

しかし，臨床研究法（以下，法）の施行に合わせて厚生労働省（以下，厚労省）が新たなデータベースである Japan Registry of Clinical Trials（jRCT)[7] を整備し，法対応の臨床試験では jRCT に WHO が公表を求める項目を記録することが義務づけられた．

2. WHOが公表を求める項目

現在，以下の24項目が最低限必要な登録項目と定められている（**表1**)[8]．施行規則（**表2**）では，WHOが公表を求める事項に加えて，臨床研究のプロセスの透明性確保および国民の臨床研究への参加の選択に資する事項を jRCT に登録することにより公表することが定められている．臨床研究を実施する研究者にとっては，前述の公開情報を参考に，臨床研究の立案の際に，研究の無駄な重複を避け，実施中の研究の進捗状況を加味したうえでの研究立案が可能となる．また，一般の臨床医にとっては，実施中の臨床研究の情報を広く収集することが可能となり，患者登録促進にもつながりうる．研究開始時の登録は普及してきたものの，平成20（2008）～平成27（2015）年に ClinicalTrials.gov に登録された臨床研究についての調査で研究終了後の結果が公表された割合は30％に満たず，研究結果を公表することの義務化について，米国・欧州・わが国それぞれで議論されてきた[9]．

米国では，2017年 Food and Drug Administration（FDA）改正法により，National Institutes of Health（NIH）の研究費で実施する研究については，研究終了後1年以内に結果の公表が義務づけられ，従わない場合の罰則規定も設けられた．わが国でも，平成27（2015）年4月より施行された「人を対

表1 WHOが公表を求める項目

1	Primary Registry and Trial Identifying Number（試験の識別番号）
2	Date of Registration in Primary Registry（試験登録日）
3	Secondary Identifying Numbers（Primary registry 以外の試験の識別番号）
4	Source(s) of Monetary or Material Support（研究費や資材提供元）
5	Primary Sponsor（主たる試験実施組織）
6	Secondary Sponsor(s)（共同実施組織）
7	Contact for Public Queries（試験の問い合わせ先）
8	Contact for Scientific Queries（試験責任者の連絡先）
9	Public Title（試験の簡略名）
10	Scientific Title（試験の正式名）
11	Countries of Recruitment（試験実施国）
12	Health Condition(s) or Problem(s) Studied（対象疾患）
13	Intervention(s)（介入の内容）
14	Key Inclusion and Exclusion Criteria（主な適格規準と除外規準）
15	Study Type（試験のタイプ）
16	Date of First Enrollment（登録開始日）
17	Target Sample Size（予定登録数）
18	Recruitment Status（研究の進捗状況）
19	Primary Outcome(s)（プライマリーエンドポイント）
20	Key Secondary Outcomes（セカンダリーエンドポイント）
21	Ethics Review（研究倫理委員会）
22	Completion date（研究終了日）
23	Summary Results（結果の要約）
24	IPD sharing statement（データシェアリングに関する宣言）

（筆者作成）

象とする医学系研究に関する倫理指針」[10]に「研究に関する登録・公表」の章が設けられ，研究開始前に研究の概要を公開データベースの登録と研究終了時の結果公表が，研究責任医師に課せられることとなった．結果の公表方法としては，学会発表や論文掲載や公開データベースへの登録等がガイダンスに示された．そして，法施行規則（**表2**）で情報の公開に関する研究責任医師（多施設共同研究の場合は研究代表医師）の責務が定められ，結果公表についても jRCT への登録が義務づけられた．

表2 施行規則で求められている追加項目

1	研究責任医師以外の研究に従事する者に関する事項 ・データマネジメント担当責任者 ・モニタリング担当責任者 ・監査担当責任者 ・統計解析担当責任者 ・研究・開発計画支援担当責任者 ・調整・管理実務担当責任者 ・研究代表医師・研究責任医師以外の研究を統括する者
2	多施設共同研究における研究責任医師に関する事項
3	特定臨床研究に用いる医薬品等の概要
4	特定臨床研究の対象者に健康被害が生じた場合の補償および医療の提供に関する事項

(筆者作成)

3. 法施行規則第24条の詳細

規則第24条は，「情報の公開等」に関する規定である．各条文の主語からわかるように，情報公開の責任主体は研究責任医師（多施設共同研究の場合は研究代表医師）である．以下，内容を3つに分けて解説する．

1 第1, 7項

> 規則第24条
> 研究責任医師は，臨床研究を実施する場合には，あらかじめ，臨床研究を実施するにあたり世界保健機関が公表を求める事項その他の臨床研究の過程の透明性の確保および国民の臨床研究への参加の選択に資する事項を厚生労働省が整備するデータベースに記録することにより，当該事項を公表しなければならない．これを変更したときも同様とする．
> 7　第1項および第3項から前項までの規定は，臨床研究を多施設共同研究として実施する場合について準用する．この場合において，これらの規定中

> 「研究責任医師」とあるのは，「研究代表医師」と読み替えるものとする．

　臨床研究に関する情報公開は jRCT で行うことが義務づけられた．わが国のその他の臨床研究登録データベースへの重複登録は認められていないが，他国と多施設共同研究を行う場合には，他国の臨床研究登録データベースへの登録は許容されている〔通知2.-(24)〕[11]．

2 第2〜4項

> 規則第24条
> 2　研究責任医師は，第14条第4号に掲げる臨床研究の内容に関する事項として記載した主たる評価項目に係るデータの収集を行うための期間が終了したときは原則としてその日から1年以内に主要評価項目報告書（研究計画書につき当該収集の結果等を取りまとめた1の概要をいう．以下同じ．）を，同号に掲げる臨床研究の内容に関する事項として記載したすべての評価項目に係るデータの収集を行うための期間が終了したときは原則としてその日から1年以内に研究計画書につき一の総括報告書（臨床研究の結果等を取りまとめた文書をいう．以下同じ．）およびその概要を，それぞれ作成しなければならない．
> 3　特定臨床研究を実施する研究責任医師は，前項の規定により主要評価項目報告書の作成を行う場合は，実施計画を変更することにより行わなければならない．
> 4　研究責任医師は，第2項の規定により主要評価項目報告書または総括報告書およびその概要を作成したときは，遅滞なく，実施医療機関の管理者に提出するとともに，第1項の規定により，主要評価項目報告書または総括報告書の概要を公表しなければならない．

　公開情報の内容と期限について取り上げられている．記載すべき内容については，主要評価項目報告書は「主要評価項目に関する結果について簡潔に記載すること」．**総括報告書は最低限含めることとして，「臨床研究の対象者の背景情報（年齢，性別等）」，「臨床研究のデザインに応じた進行状況に関する情報（対象者数の推移等）」，「疾病等の発生状況のまとめ」，「主要評価項目および副次評価項目のデータ解析および結果」の4項目が定められてい**

る〔通知2.-(25)〕[11].これらは,治験の総括報告書と比べるとはるかに簡潔なものといえる.主要評価項目報告書と総括報告書の作成期限に関する規定としては,各報告書作成期間が「データの収集を行うための期間が終了した日から1年以内」,jRCTへの登録期限が「認定臨床研究審査委員会が意見を述べた日から1カ月以内」の2つが定められている.全体の流れと報告書作成の起算日について以下の図に示す.

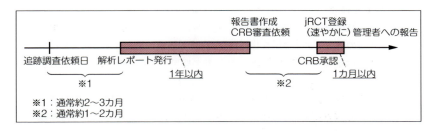

図　全体の流れと各起算日の詳細

(筆者作成)

　まず,報告書作成の起算日は,施行規則には「主たる評価項目に係るデータの収集を行うための期間が終了したとき」,「すべての評価項目に係るデータの収集を行うための期間が終了したとき」と定められている.実際には,観察期間・追跡期間が終了してデータ収集が行われた後,データクリーニング,解析,解析レポート作成という流れとなり一定期間(※1)を要する.1つの事例ではあるが,日本臨床腫瘍研究グループ(Japan Clinical Oncology Group:JCOG)では,正式な解析レポートの発行までは断続的に施設側とデータのやりとりがなされるため,解析レポート発行日をもって起算日としている.

3　第5～6,8～9項

規則第24条
　5　特定臨床研究を実施する研究責任医師は,前項の規定による提出をしようとするときは,あらかじめ認定臨床研究審査委員会の意見を聴くとと

もに，当該認定臨床研究審査委員会が意見を述べた日から起算して1月以内に第1項の規定による公表をしなければならない．この場合において，当該研究責任医師は，同項の規定により，総括報告書の概要を提出をしたときは，速やかに，当該総括報告書の概要に次に掲げる書類を添えて厚生労働大臣に提出しなければならない．
    1　研究計画書
    2　統計解析計画書（統計的な解析を行うための計画書をいう．以下同じ．）を作成した場合にあっては，当該統計解析計画書
6　特定臨床研究を実施する研究責任医師は，法第5条第1項もしくは第6条第1項の規定による提出をした場合，同条第3項の規定による届出をした場合または前項の規定による総括報告書の概要の厚生労働大臣への提出をした場合にあっては，第1項の公表を行ったものとみなす．
8　臨床研究（特定臨床研究を除く．）を実施する研究代表医師は，前項の規定により読み替えて準用する第1項の規定により，主要評価項目報告書または総括報告書の概要を公表したときは，速やかに，実施医療機関の管理者に報告するとともに，その旨を他の研究責任医師に情報提供しなければならない．この場合において，当該他の研究責任医師は，速やかに，当該情報提供の内容を実施医療機関の管理者に報告しなければならない．
9　特定臨床研究を実施する研究代表医師は，第7項の規定により読み替えて準用する第5項の規定による提出をしたときは，速やかに，実施医療機関の管理者に報告するとともに，その旨を他の研究責任医師に情報提供しなければならない．この場合において，当該他の研究責任医師は，速やかに，当該情報提供の内容を実施医療機関の管理者に報告しなければならない．

　主要評価項目報告書と総括報告書の作成と公開までの手順が取り上げられている．主要評価項目報告書と総括報告書を作成すると，実施医療機関の管理者への提出と，jRCTへそれぞれの「概要」を公開するよう定められているが，その前に「認定臨床研究審査委員会の意見を聴く」よう定められている．
　実際には，認定臨床研究審査委員会（certified review board：CRB）に審査依頼をすることとなるが，その審査に一定期間（※2）を要する．施行規則に定められた起算日は「認定臨床研究審査委員会が意見を述べた日」であることから，実運用上は審査結果通知書の発行日が起算日となり，その日から1カ月以内にjRCTへ公表し，その後速やかに医療機関の管理者に報告をあげることとなる．

多施設共同研究の場合は，研究代表医師がCRBの審査結果通知書を受領後，参加施設の研究責任医師へ報告し，各研究責任医師が各医療機関の管理者に報告をあげるよう依頼することとなる．ちなみに，主要評価項目報告書と総括報告書の位置づけについては，臨床研究の設定により，主要評価項目（＝プライマリーエンドポイント）の解析後さらに追跡期間を設けて最終解析を行う場合と，主要評価項目の解析＝最終解析となる場合がある．後者の場合は，総括報告書の作成のみでよいとされている〔通知2.-(26)〕[11]．

4. 実運用上のコツ

施行規則には，主要評価項目報告書・総括報告書とその「概要」に関する定義は明確に述べられていないが，情報公開が求められているのは，主要評価項目報告書と総括報告書の「概要」である．

「概要」は，厚労省のwebサイトに公開されている書式「別紙様式1 終了届書」に従って作成するように定められている．ちなみに，JCOGでは法で定められた「概要」の項目とそれぞれの解析レポートをあわせて，主要評価項目報告書と総括報告書とすることにより，各報告書の作成を効率化することとした．「別紙様式1 終了届書」に従うと，結果の一部がjRCT上で一般公開されることとなるが，もし学会や論文投稿を予定している場合で，その投稿規定に抵触する可能性がある場合には，学会や論文で公表後でよいとされている〔通知2.-(27)〕[11]．特に，論文公表に関しては作成・投稿までにも一定期間を要し，さらに1つの雑誌で投稿が受理されるとは限らず，データ固定後1年以内に総括報告書の公表がかなわないことは往々にしてありうる．したがって，多くの場合は解析レポートが発行され次第，論文公表後に情報公開を行うことをCRBとjRCTに届け出る．そして，公表後速やかに主要評価項目報告書と総括報告書を提出するという運用になるであろう．

■ 引用文献 ■
1) ClinicalTrials.gov：ホームページ（https://clinicaltrials.gov/）．
2) EudraCT：ホームページ（https://eudract.ema.europa.eu/）．
3) World Health Organization：International Clinical Trials Registry Platform (ICTRP), About the WHO ICTRP (http://www.who.int/ictrp/about/en/)．
4) UMIN臨床試験登録システム：ホームページ（https://www.umin.ac.jp/ctr/index-j.htm）．

5) 日本医薬情報センター：臨床試験情報（JAPIC Clinical Trials Information）（https://www.clinicaltrials.jp/cti-user/common/Top.jsp）.
6) 日本医師会治験促進センター：臨床試験登録システム（JMACCT）（https://dbcentre3.jmacct.med.or.jp/jmactr/）.
7) 臨床研究実施計画・研究概要公開システム（Japan Registry of Clinical Trials）（https://jrct.niph.go.jp/）.
8) World Health Organization：International Clinical Trials Registry Platform (ICTRP), WHO Data Set（https://www.who.int/ictrp/network/trds/en/）.
9) Zarin DA, Tse T, Sheehan J：The proposed rule for U.S. clinical trial registration and results submission. N Engl J Med 372：174-180, 2015.
10) 厚生労働省：研究に関する指針について（https://www.mhlw.go.jp/stf/seisakunitsuite/bunya/hokabunya/kenkyujigyou/i-kenkyu/index.html）.
11) 厚生労働省：臨床研究法施行規則の施行等について（平成30年2月28日）（https://www.mhlw.go.jp/file/06-Seisakujouhou-10800000-Iseikyoku/0000202843.pdf）.

6

研究責任医師の責務

国立がん研究センター中央病院頭頸部内科 科長
国立がん研究センター中央病院臨床研究支援部門研究実施管理部
バイオバンク・トランスレーショナルリサーチ支援室 室長

加藤　健

> **POINT**
> - 研究責任医師の責務は，臨床研究の実施の基準とその手順により，明確化されている．
> - 実施医療機関の管理者と研究責任医師間のタイムリーな報告や承認が行える体制の整備が必要．
> - 程度に応じて罰則規定が設けられている．

1. 臨床研究の実施と責務

　臨床研究法（以下，法）に基づく臨床研究は，当該臨床研究が実施医療機関における医行為を前提とした診療行為のうえに実施されるものであることから，責任の主体は実施医療機関に所属する研究責任医師にあるとしている〔通知2.-(2)〕[1]．これまで「人を対象とする医学系研究に関する倫理指針」[2]（以下，医学系指針）において実施研究機関の長が責務を負っていた部分の多くが，研究責任医師の責務となり，罰則などの法的責任の主体も研究責任医師にかかるようになった（法第39～43条）[4]．
　「研究責任医師」を法に規定する臨床研究を実施する者と定め，法に定める実施基準に従ってこれを実施しなければならないことを明確に定められた．

2. 主な臨床研究に従事する者とその責務

1 研究責任医師

　法に規定する臨床研究を実施する者をいい，1つの実施医療機関において臨床研究に係る業務を統括する医師または歯科医師であり，各実施医療機関の臨床研究の実施の責務を担うものである（規則第1条第2号）[3]．

　医薬品等製造販売業者等が提案する臨床研究を研究責任医師が受託して行う場合であっても，当該臨床研究が実施医療機関における医行為を前提とした診療行為のうえに実施されるものであることに鑑み，責任の主体は実施医療機関に所属する研究責任医師にあるとしている〔通知2.-(2)〕[1]．

2 研究代表医師

　多施設共同研究を実施する場合に，複数の実施医療機関の研究責任医師を代表する研究責任医師をいい，研究責任医師を代表して認定臨床研究審査委員会（certified review board：CRB）へ申請書等の提出，疾病等報告等の情報共有等の手続を行うものである〔規則第1条第4号，通知2.-(7)〕[3,1]．

　臨床研究を多施設共同研究として実施する研究責任医師は，当該研究責任医師のなかから，研究代表医師を選任しなければならない．この選出方法や他の研究責任医師との役割分担については，当該臨床研究の研究責任医師間で決定して差し支えないが，その場合であっても，それぞれの研究責任医師が自身の実施医療機関における臨床研究の責務を有することを各研究責任医師は認識していなければならない〔通知2.-(7)〕[1]．

3 研究分担医師

　実施医療機関において，研究責任医師の指導の下に臨床研究に係る業務を分担する医師または歯科医師である（規則第1条第5号）[3]．

4 研究代表医師および研究責任医師以外の研究を総括する者

　当該臨床研究に用いる医薬品等の特許権を有する者や当該臨床研究の研究

資金等を調達する者等であって，研究を総括する者をいう〔通知2.-(11)-①-(イ)-注3〕[1].

5 研究責任医師等の主な責務（規則第10条）[3]

- 研究責任医師および研究分担医師は，臨床研究の対象となる疾患および当該疾患に関連する分野について，十分な科学的知見ならびに医療に関する経験および知識を有し，かつ，臨床研究に関する倫理に配慮して当該臨床研究を適正に実施するための十分な教育および訓練を受けていなければならない．
- 研究責任医師は，臨床研究を実施する場合には，その安全性および妥当性について，科学的文献その他の関連する情報または十分な実験の結果に基づき，倫理的および科学的観点から十分検討しなければならない．
- 研究責任医師および研究分担医師は，この省令および研究計画書に基づき臨床研究を行わなければならない．
- 研究責任医師は，臨床研究がこの省令および研究計画書に従い，適正に実施されていることを随時確認するとともに，必要に応じて，臨床研究の中止または研究計画書の変更その他の臨床研究の適正な実施を確保するために必要な措置を講じなければならない．

  対象者に配慮し，研究分担医師や当該臨床研究に従事する者による規則および研究計画書の遵守を図るとともに，臨床研究の進捗管理や監督，疾病等や不適合の把握および報告ならびに当該臨床研究に従事する者に対する適時な情報共有を行い，また，疾病等や重大な不適合が発生した場合は，再発防止策を講じ，研究分担医師や当該臨床研究に従事する者に周知するとともに，再発防止の徹底を図らなければならない〔通知2.-(5)〕[1]．
- 研究責任医師は，臨床研究に関する業務の一部を委託する場合には，委託を受けた者が遵守すべき事項について，委託契約の内容を確認するとともに，委託を受けた者に対する必要かつ適切な監督を行わなければならない．
- 多施設共同研究を実施する研究責任医師は，当該研究責任医師のなかから研究代表医師を選任しなければならない（規則第12条）[3]．
- 多施設共同研究を実施する各研究責任医師は，各実施医療機関の臨床研究の実施の責務を担う〔通知2.-(7)-①〕[1]．
- 多施設共同研究を実施する研究責任医師は，他の研究責任医師に対し，疾

病等報告，不適合の報告，モニタリングが監査の報告書等の臨床研究を実施するまで共有すべき必要な情報を共有しなければならない〔規則第12条第2号，通知2.−(8)〕[3, 1].

6 実施医療機関の管理者等の責務

　法に基づく臨床研究は，実施医療機関における医行為を前提とした診療行為のうえに実施されることから，以下のようにその実施医療機関の管理者の責務を明確に定めている（規則第11条）[3].

- 研究責任医師の求めに応じて，当該医療機関における当該特定臨床研究の実施の可否について，当該臨床研究を適切に実施する実施体制を備えているか等の観点から承認を検討しなければならない〔規則第40条第2項，通知2.−(39)〕[3, 1].
- 臨床研究がこの省令および研究計画書に従い，適正に実施されていることを随時確認するとともに，必要に応じて，臨床研究の適正な実施を確保するために必要な措置をとらなければならない．
- 臨床研究の適切な実施の確認のため，研究責任医師に対し，資料の提出その他の必要な協力を求めることができる．

3. 臨床研究の実施の基準とその手順

　研究責任医師が実施する法に定める臨床研究の実施の基準とその手順は，以下のとおりである．

1 研究計画書（プロトコール）の作成

　研究責任医師は次に掲げる事項を記載した研究計画書（プロトコール）を作成しなければならない（規則第14条）[3].

① 臨床研究の実施体制に関する事項

② 臨床研究の背景に関する事項（当該医薬品の概要に関する事項を含む）
③ 臨床研究の目的に関する事項
④ 臨床研究の内容に関する事項
⑤ 臨床研究の対象者の選択および除外ならびに臨床研究の中止に関する基準
⑥ 臨床研究の対象者に対する治療に関する事項
⑦ 有効性の評価に関する事項
⑧ 安全性の評価に関する事項
⑨ 統計的な解析に関する事項
⑩ 原資料等（法第32条の規定により締結した契約の内容を含む）の閲覧に関する事項
⑪ 品質管理および品質保証に関する事項
⑫ 倫理的な配慮に関する事項
⑬ 記録（データを含む）の取扱いおよび保存に関する事項
⑭ 臨床研究の実施に係る金銭の支払および補償に関する事項
⑮ 臨床研究に関する情報の公表に関する事項
⑯ 臨床研究の実施期間
⑰ 臨床研究の対象者に対する説明およびその同意（これらに用いる様式を含む）に関する事項
⑱ 上記に掲げるもののほか，臨床研究の適正な実施のために必要な事項

2 実施計画の作成と提出

　研究責任医師は，研究ごとに実施計画を作成し，厚生労働大臣（以下，厚労大臣）に提出しなければならない．提出にあたっては，規則に規定される様式に従って実施計画を作成し，必要書類とともにCRBに提出し，当該委員会の意見を聴かなければならない．実施計画に含まれるべき内容は，以下である（法第5～8条，規則第39条～第45条)[4,3]．

実施計画に含まれるべき内容は以下である
① 氏名または名称および住所ならびに法人にあっては，その代表者の氏名
② 特定臨床研究の目的および内容ならびにこれに用いる医薬品等の概要
③ 特定臨床研究の実施体制に関する事項
④ 特定臨床研究を行う施設の構造設備に関する事項

⑤ 特定臨床研究の実施状況の確認に関する事項
⑥ 特定臨床研究の対象者に健康被害が生じた場合の補償および医療の提供に関する事項
⑦ 特定臨床研究（法第2条第2項第1号に掲げるものに限る）に用いる医薬品等の製造販売をし，またはしようとする医薬品等製造販売業者およびその特殊関係者の当該特定臨床研究に対する関与に関する事項
⑧ 特定臨床研究について法第23条第1項に規定する審査意見業務を行う同条第5項第2号に規定する認定臨床研究審査委員会の名称
⑨ その他厚生労働省令で定める事項

前述に加え，その他厚生労働省令で定める書類を，CRBへ提出し，実施の適否および実施にあたって留意すべき事項について，CRBの意見を聴取したうえで，厚労大臣へ提出する必要がある．また，実施計画について，変更したときは，CRBに通知するとともに，厚労大臣に届け出なければならない．特定臨床研究を中止したときは，その中止日から10日以内に，CRBに通知するとともに，厚労大臣に届け出なければならない．ここでいう厚労大臣への提出先は，厚労大臣を委任されている地元厚生局長となり（法第36条，規則第92条）[4, 3]，実施計画の審査を行ったCRBの所在地を管轄する地方厚生局となる〔通知2.–(35)–③〕[1]．実施計画の流れを**図1**に示す[6]．

3 利益相反管理計画の作成

　研究責任医師は，当該研究責任医師が実施する臨床研究に対する医薬品等製造販売業者等と，当該研究責任医師が実施する臨床研究に従事する者（当該研究責任医師，研究分担医師および統計的な解析を行うことに責任を有する者に限る）と当該臨床研究を実施することによって利益を得ることが明白な者による，研究資金等の提供や寄附金，原稿執筆および講演その他の業務に対する報酬の提供その他の関与について適切な取扱いを行う「利益相反管理基準」を定め，利益相反（conflict of interest：COI）管理基準の適切な取扱いの方法を具体的に定めたCOI管理計画を作成し，COI管理基準とCOI管理計画について，CRBの意見を聴かなければならない（規則第21条）[3]．

▶ 6 研究責任医師の責務

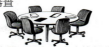

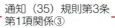

図1 実施計画の提出の流れ

（文献5より引用改変）

4 認定臨床研究審査委員会の意見への対応

　研究責任医師は，CRBからなにかしらの意見を述べられた場合には，速やかに，その意見の内容について，実施医療機関の管理者に対し報告を行い，当該意見を尊重して必要な措置必要な措置をとらねばならない（規則第22条）[3]．

5 実施医療機関の管理者の承認

研究責任医師は，CRB の意見を聴いたあとに，実施医療機関の管理者が求める書類を提出して，当該医療機関における当該特定臨床研究の実施の可否について，当該管理者の承認を受けなければならない（規則第40条第2項）[3]．

実施医療機関の管理者に対しどのような手続きで承認を得るかは，各実施医療機関で手続きを定めることができる（QA 問 14-1）[6]．各実施医療機関において，実施医療機関の管理者が臨床研究の実施を把握する（研究責任医師からの報告）体制や仕組みを整備することが必要である．

6 不適合の報告

研究責任医師は，臨床研究が「不適合」（規則，研究計画書，手順書等の不遵守・研究データの改ざん，ねつ造等の状態）であると知ったときは，速やかに，実施機関の管理者等に報告をしなければならない〔規則第 15 条，通知 2.-(12)〕[3,1]．また，特に重大な不適合（たとえば，選択・除外基準や中止基準，併用禁止療法等の不遵守など，臨床研究の対象者の人権や安全性および研究の進捗や結果の信頼性に影響を及ぼすもの）が判明したときには，速やかに CRB の意見を聴き，必要な措置を講じなければならない〔通知 2.-(14)〕[1]．

7 実施医療機関の構造設備等

研究責任医師は，臨床研究の内容に応じて，実施医療機関が救急医療に必要な施設または設備を有していることを確認しなければならない．ただし，他の医療機関と連携することにより，臨床研究の対象者に救急医療を行うために必要な体制があらかじめ確保されている場合には，この限りでない（規則第 16 条）[3]．

8 臨床研究の実施状況の確認

1 モニタリング

研究計画書ごとにモニタリングに関する手順書を作成し，当該手順書およ

び研究計画書に定めるところにより，モニタリングを実施させなければならない（規則第17条）[3]．

2　監査

研究計画書ごとに必要に応じて監査に関する手順書を作成し，当該手順書および研究計画書に定めるところにより，監査を実施させなければならない（規則第18条）[3]．

3　モニタリングおよび監査に従事する者に対する指導等

研究責任医師は，モニタリングに従事する者および監査に従事する者が行うモニタリングおよび監査に関し，必要な指導および管理を行わなければならない．それは自施設において，モニタリングおよび監査の実施が計画のとおりに適切に履行されていることを確認することである〔規則第19条，通知2.-(19)〕[3,1]．

9　研究対象者に対する補償

研究責任医師は，あらかじめ，当該臨床研究の実施に伴い生じた健康被害の補償および医療の提供のために，保険への加入し，医療を提供する体制の確保その他の必要な措置を講じておかなければならない〔規則第20条，通知2.-(20)〕[3,1]．

当該臨床研究の実施に伴い生じた健康被害に対する医療の提供のみを行い，補償を行わない場合には，実施計画，研究計画書および説明同意文書にその旨記載して，その理由についてCRBの承認を得なければならない．また，特定臨床研究以外の臨床研究においても，原則保険の加入に努めなければならない．

10　苦情および問い合わせへの対応

研究責任医師は，臨床研究に関する苦情および問い合わせに適切かつ迅速に対応するため，苦情および問い合わせを受け付けるための窓口の設置，苦情および問い合わせのための対応の手順の策定その他の必要な体制を整備しなければならない．また，苦情や告発の場合は，実施医療機関の連絡体制に準じ，実施医療機関の管理者に報告できる体制を整備しておく必要がある

（規則第 23 条）[3]．

11 情報の公表

　研究責任医師は，臨床研究を実施する場合には，あらかじめ，臨床研究を実施するにあたり，臨床研究実施計画・研究概要公開システム（Japan Registry of Clinical Trials：jRCT）に記録することにより，当該事項を公表しなければならない．これを変更したときも同様である．また，研究責任医師は，主たる評価項目に係るデータの収集を行うための期間が終了したときは，原則としてその日から 1 年以内に主要評価項目報告書を，臨床研究の内容に関する事項として記載したすべての評価項目に係るデータの収集を行うための期間が終了したときは，原則としてその日から 1 年以内に総括報告書およびその概要を，それぞれ作成しなければならない．また，主要評価項目報告書または総括報告書およびその概要を作成したときは，遅滞なく，実施医療機関の管理者に提出するとともに，当該 CRB が意見を述べた日から起算して 1 カ月以内に厚生労働大臣に提出し，jRCT に記録し公表しなければならない（規則第 24 条）[3]．

　jRCT の公表を行った日を当該臨床研究を開始日とし，総括報告書の概要を jRCT に記録することにより公表日を当該臨床研究が終了日と定めているため〔通知 2.-(24)〕[1]，研究開始（説明・同意取得）には，留意が必要である（QA 統合版 問 3-16）[6]．また，臨床研究の総括報告書の概要の公表を，当該研究の成果に関する論文の公表後としたい場合には，届出は期限内に行い，公表時期を申し出ることとなっている〔通知 2.-(27)〕[1]．

12 臨床研究に用いる医薬品等の品質の確保等

　研究責任医師は，臨床研究の内容に応じ，当該臨床研究に用いる医薬品等の品質の確保のために必要な措置を講じたうえで製造された医薬品等を用いて臨床研究を実施しなければならない．わが国において，製造販売承認等を取得している医薬品等については，承認事項に基づく適切な保管等の管理を行ったうえで用い，研究者自身が製造する場合を含め，わが国において製造販売承認等を取得していない医薬品等については，製造や品質の管理について適切な検討を行ったうえで，必要な措置を講じなければならない（規則第 25 条）[3]．詳細は，「臨床研究に用いる医薬品等の品質の確保のために必要な

措置について」(平成30年3月2日医政研発0302第5号) を参照されたい.

13 臨床研究を行う際の環境への配慮

　研究責任医師は,環境に影響を及ぼすおそれのある臨床研究を実施する場合には,環境へ悪影響を及ぼさないよう必要な配慮をしなければならない.たとえば,遺伝子組換えを行う遺伝子治療を伴う臨床研究など,遺伝子組換え生物等の使用等の規制による生物の多様性の確保に関する法律(平成15年法律第97号)に基づき拡散防止措置を行うべきものである(規則第26条)[3].

14 個人情報の取扱い

　研究責任医師は,個人情報を取扱うにあたっては,その利用の目的をできる限り特定し,個人情報の漏えい,滅失または毀損の防止その他の個人情報の適切な管理のために必要な措置を講じ,適切に対応しなければならない(規則第27条~第30条)[3].

15 疾病等報告

1　認定臨床研究審査委員会への疾病等報告

　研究責任医師は,実施計画に記載された特定臨床研究の実施について,疾病等を知ったときは,それぞれ当該疾病等の定める期間内にその旨を実施医療機関の管理者に報告したうえで,当該実施計画に記載されたCRBに報告しなければならない(規則第54条)[3].

2　厚生労働大臣への疾病等

　CRBへの疾病等報告のうち,特定臨床研究の実施に起因するものと疑われる疾病等の発生に関する事項を知ったときは,その旨を厚労大臣(医薬品医療機器統合機構へ)に報告しなければならない(規則第56条)[3].

16 定期報告

1 認定臨床研究審査委員会への定期報告

　研究責任医師は，特定臨床研究の実施状況について，原則として実施計画を厚労大臣に提出した日から起算して，1年ごとに，当該期間満了後2月以内に，実施医療機関の管理者に報告した上で，当該実施計画に記載されたCRBに報告しなければならない（規則第59条）[3]．

2 厚生労働大臣への定期報告

　研究責任医師は，CRBが意見を述べた日から起算して1カ月以内に，特定臨床研究の実施状況について，厚労大臣へ報告しなければならない（規則第60条）[3]．

17 秘密保持義務

　研究責任医師を含む臨床研究に従事する者，または臨床研究に従事する者であった者は，臨床研究の実施に関して知り得た当該特定臨床研究の対象者の秘密を漏らしてはならず，臨床研究の実施に関して知り得た秘密について必要な措置を講ずるよう努めなければならない．「臨床研究の実施に関して知り得た秘密」には，臨床研究の対象者の秘密以外のもの（たとえば，当該臨床研究に用いる医薬品等の知的財産に関する秘密，既存試料等が臨床研究に利用される者の秘密等）も含む〔規則第61条，通知2.-(71)〕[3,1]．

18 記録の保存

　研究責任医師は，当該特定臨床研究の対象者ごとに記録を作成し，臨床研究の終了日から5年間保存しなければならない（規則第53条）[3]．

19 特定臨床研究以外の臨床研究を実施する場合に講ずべき措置

　臨床研究（特定臨床研究を除く）を実施する研究責任医師は，規定に準じて当該計画を作成し，または変更する場合においては，CRBの意見を聴くよ

う努めるとともに，臨床研究の実施規定に準じて，必要な措置を講ずるよう努めなければならない（規則第63条）[3]．

20 罰則等

しかし，研究責任医師が，違反があったと認められる場合には，程度に応じて，報告徴収・命令・勧告・罰則等が設けられるようになった．これまで，医学系指針に基づいて研究を行うに際しては，指針に違反した場合であって

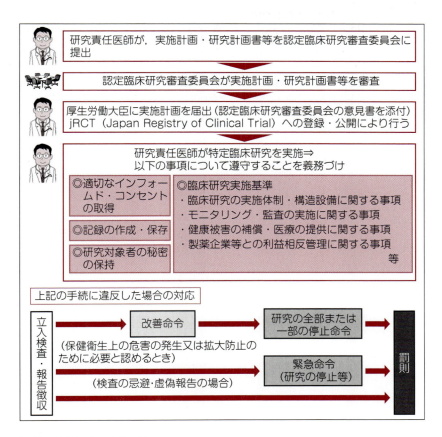

図2 臨床研究の実施の流れ

（文献5より引用改変）

も，行政指導に法的拘束力はなく，罰則は設けられていなかった（法第6章）[4]．臨床研究実施の流れを**図2**に示す．

■ 引用文献 ■
1) 厚生労働省：臨床研究法施行規則の施行等について（平成30年2月28日）（https://www.mhlw.go.jp/file/06-Seisakujouhou-10800000-Iseikyoku/0000202843.pdf）．
2) 文部科学省，厚生労働省：人を対象とする医学系研究に関する倫理指針（平成26年12月22日）（https://www.mhlw.go.jp/file/06-Seisakujouhou-10600000-Daijinkanboukoukoseikagakuka/0000153339.pdf）．
3) 厚生労働省：臨床研究法施行規則（平成30年厚生労働省令第17号）（https://www.mhlw.go.jp/file/06-Seisakujouhou-10800000-Iseikyoku/0000195391.pdf）．
4) 厚生労働省：臨床研究法（平成29年法律第16号）（https://www.mhlw.go.jp/file/06-Seisakujouhou-10800000-Iseikyoku/0000163413.pdf）．
5) 厚生労働省：臨床研究法の概要（https://www.mhlw.go.jp/content/10800000/000460132.pdf）．
6) 厚生労働省医政局研究開発振興課：臨床研究法の施行等に関するQ&A（統合版）について（令和元年11月13日）（https://www.mhlw.go.jp/content/10800000/000566065.pdf）．

7 医療機関における体制構築
COI事実確認，管理者の許可手順，不適合の管理，
救急体制，問い合わせ窓口

国立がん研究センター中央病院
臨床研究支援部門研究企画推進部企画管理室 室長
片山　宏

POINT

- 医療機関の管理者は，迅速なCOI事実確認，迅速な管理者許可の体制を構築する必要がある．
- 研究者は，不適合，重大な不適合の定義を理解し，該当する事案が発生した場合には管理者に報告しなければならない．
- 医療機関の管理者は，臨床研究の対象者に対する救急医療の体制整備と臨床研究の対象者からの問い合わせを受けるための体制整備を行わなければならない．

　臨床研究法（以下，法）の下で臨床研究を実施するにあたり，医療機関で新たにいくつかの体制整備が必要となった．特に，利益相反（conflict of interest：COI）事実確認や管理者許可は，法の施行により新たに加わったプロセスであり，既存の仕組みをそのまま運用すると，とりわけ多施設共同研究の実施は立ちいかなくなってしまう．既存の仕組み・人員を効率的に活用し臨床研究法へ対応するために，医療機関でどのような体制整備を行えばよいか，項目ごとに解説する．

1. 利益相反事実確認

(相反管理計画の作成)
規則第21条　研究責任医師は，次に掲げる関与についての適切な取扱いの基準（以下「利益相反管理基準」という.）を定めなければならない.
　1　当該研究責任医師が実施する臨床研究に対する医薬品等製造販売業者等（医薬品等製造販売業者またはその特殊関係者をいう．以下同じ.）による研究資金等の提供その他の関与
　2　当該研究責任医師が実施する臨床研究に従事する者（当該研究責任医師，研究分担医師および統計的な解析を行うことに責任を有する者に限る.）および研究計画書に記載されている者であって，当該臨床研究を実施することによって利益を得ることが明白な者に対する当該臨床研究に用いる医薬品等の製造販売をし，もしくはしようとする医薬品等製造販売業者等またはその特殊関係者による寄附金，原稿執筆および講演その他の業務に対する報酬の提供その他の関与

2　実施医療機関の管理者または所属機関の長は，前項の関与が確認された場合には，利益相反管理基準の確認および当該利益相反管理基準に基づく前項の関与の事実関係についての確認を行い，当該確認の結果（助言，勧告その他の措置が必要な場合にあっては，当該措置の内容を含む.）を記載した報告書を研究責任医師に提出しなければならない.

　3　研究責任医師は，前項に規定する報告書の内容も踏まえ，第1項の関与についての適切な取扱いの方法を具体的に定めた計画（前項の報告書に助言，勧告その他の措置が記載されている場合にあっては，その内容を含む．以下「利益相反管理計画」という.）を作成しなければならない.
　4　特定臨床研究を実施する研究責任医師は，利益相反管理基準および利益相反管理計画について，認定臨床研究審査委員会の意見を聴かなければならない.
　5　研究責任医師は，第1項の関与について，利益相反管理基準および利益相反管理計画に基づき，適切な管理を行わなければならない.
　6　第1項および第4項の規定は，臨床研究を多施設共同研究として実施する場合について準用する．この場合において，第1項および第4項中「研究責任医師は」とあるのは「研究代表医師は」と，第1項中「当該研究責任医

師，」とあるのは「当該研究代表医師，他の研究責任医師，」と読み替えるものとする．

7 研究代表医師は，第1項（前項の規定により読み替えて準用する場合を含む．）の規定により利益相反管理基準を定めたときは，これを他の研究責任医師に通知しなければならない．

1 臨床研究を開始するにあたっての手順

法では，従来の研究者からの自己申告に加え，所属機関での「事実確認」というプロセスが必要となった（COI管理は研究責任医師の責務であり，「2章-3．利益相反の管理」を参照）．臨床研究を開始するにあたり，認定臨床研究審査委員会（certified review board：CRB）に新規申請を研究責任医師が行う具体的な作業の流れは，①COI管理基準の作成，②利益相反申告書の作成，③実施医療機関内でCOIの事実確認依頼，④利益相反管理計画の作成を経て，⑤CRBへの申請である．これらは，所定の様式A～Eを用いて行う．

2 新規申請

新たなプロセスである③の医療機関内の事実確認をいかに迅速に行う体制を構築するかが重要であり，そのためのポイントを2つあげる．

1つ目は，事実確認の担当部署についてである．COIの審査を行うのはCRBの役割とされており，**事実確認については医療機関の利益相反管理委員会の審査は不要で，必要な情報をもっている部署や担当者が対応することでよいとされている．**

2つ目は，「COIあり」と申告された場合に，自己申告内容と所属機関が保有している情報とが大きく乖離していないことの事実確認を行うことである〔利益相反管理ガイダンスに関するQ&A（Q13）〕[1]．このプロセスにより，申告内容の正確性が一定程度担保されるという仕組みとなっている．したがって，**機関が把握しえない情報（たとえば家族に関する情報）や機関として管理していない情報について申告があった場合には，「確認不能」としてよい．**

2. 管理者の許可手順

　法では，臨床研究の審査方法が大きく変わり，実施医療機関の管理者は，CRBで倫理的および科学的観点における研究の妥当性の判断が行われたものに対して，当該臨床研究を適切に実施する実施体制を備えているかなどの観点から承認を検討することとされている〔通知 2.-(39)〕[2]．

　規則第40条に従うと，臨床研究を新規に開始するときだけではなく，実施計画を変更する際にもすべての医療機関の管理者許可が必要という解釈である．研究計画書や説明同意文書など研究内容に関すること以外にも，参加施設の研究責任医師や研究に関する問い合わせ先や管理者の情報が含まれる．そして，参加施設の入れ替えや医療機関の管理者・問い合わせ先の変更といった研究の本質に全く関係ない内容であっても，施行規則に厳密に従うと，CRBの審査・承認後に，全施設の管理者許可が得られなければ，変更内容が「発効」できないことに当初はなっていた．この点に関しては，事務連絡（Q&A）が発出されたことにより，「臨床研究の実施に与える影響が乏しい」変更については，CRBの簡便審査を事務局の確認のみで審査業務を行ったとする，あるいは，管理者許可も事後的に行う，など，可能な限り柔軟に対応することが可能となった〔Q&A（統合版），問 2-4，5-29〕[3]．

　事後的であれ，すべての実施計画の変更について，すべての医療機関の管理者許可が必要となっているため，今後は頻回に管理者許可が必要となることが予想される．したがって，実施医療機関は迅速，確実に管理者許可の可否を判断する体制を構築する必要がある．実際には，各医療機関で管理者許可に関する手順書を作成し，その手順に従って進めることとなるが，当該臨床研究を適切に実施する実施体制を備えているか否かを迅速に判断するためのヒントをいくつかあげる．ちなみに，多施設共同研究を滞りなく進めるためには，遅くとも1カ月以内，理想的には2週間以内に管理者許可が得られることが望ましい．

1　研究実施許可申請書・許可書，研究実施体制申告書の作成

　CRBの審査資料から，当該医療機関での実施体制の確認に必要な情報を研究者に抜粋させて申告させることにより，確認がスムーズとなる．たとえば，新規申請時には，当該研究を実施するうえで必要な救急医療施設・設備，

▶ 7 医療機関における体制構築

研究実施許可 申請書

年 月 日

国立研究開発法人国立がん研究センター中央病院　病院長　殿

　　　　　　　　研究責任医師　　　所属部署：
　　　　　　　　　　　　　　　　　氏　　名：

臨床研究法に基づき実施する下記研究について、認定臨床研究審査委員会により審査を受け、添付資料のとおり承認を得たので、研究を実施して宜しいかお伺いします。

認定臨床研究審査委員会が当該臨床研究に発行した審査受付番号	（実施計画6審査受付番号欄の番号を記入）
研究名称（※）	
申請区分	□新規申請 □変更申請 □その他

※JCOG試験番号、NCCH試験番号が付与されている場合はJCOG試験番号、NCCH試験番号も記載

研究実施許可 通知書

年 月 日

研究責任医師　殿

　　　　　　　　　　　　　国立研究開発法人国立がん研究センター中央病院　病院長

貴殿から申請のあった研究について、以下のとおり決定したので、通知する。

中央病院における本研究の整理番号	
研究実施許可等の判定	□ 許可　　□ 不許可　　□ その他
備考	

図1 研究実施許可 申請書と通知書

（文献4より抜粋）

▶ 第2章 特定臨床研究実施の手順と体制

研究実施体制申告書

年　　月　　日

（1）研究の名称

研究名称	

（2）中央病院　研究実施計画 届出票に関する事項

届出番号（※） （中央病院主導の特定臨床研究のみ記載）	

※臨床研究支援部門に提出後、返却された中央病院　研究実施計画 届出票のヘッダーに記載あり

（3）中央病院の研究責任医師に関する事項

| 研究責任医師（※） | 氏名 | |
| | 所属部署 | |

※中央病院に研究責任医師が不在の場合は、中央病院の研究責任者を記載してください

例：中央病院は実施医療機関ではないが、検体の解析のみを行う研究機関の場合を想定

（4）研究代表医師に関する事項

研究代表医師	□中央病院研究責任医師が研究代表医師である	□他施設の研究者が研究代表医師である

（5）臨床研究の区分

臨床研究の区分	□特定臨床研究 　□未承認・適応外医薬品や医療機器を用いる* 　□企業資金を用い当該企業の製品を評価する □特定臨床研究に該当しない臨床研究（努力義務）
*未承認・適応外医薬品や医療機器を用いる研究の場合は以下も記載して下さい	
未承認・適応外医薬品、医療機器の区分	□未承認（薬剤名とその詳細） □適応外：効能・効果（薬剤名とその詳細） □適応外：用法・用量のみ（薬剤名とその詳細）
未承認・適応外医薬品、医療機器の名称	

図2　研究実施体制申告書

（文献4より抜粋）

▶ 7 医療機関における体制構築

（6）保険適用のない医療行為

保険適用のない医療行為の有無	□あり（ありの場合、以下から選択）　□なし	
	モダリティ	□医薬品　□医療機器　□再生医療等製品 □手術　□検査　□その他（　　　　　　　）
	費用負担	□当該研究の研究費購入 □企業提供 □病院負担 □その他（　　　　　　　）

（7）臨床研究の実施期間等

実施期間	20××年×月×日～20××年×月×日
実施予定被験者数	全体（　　　）名、そのうち中央病院（　　　）名

（8）中央病院における研究実施体制

本研究を実施する上で、救急医療に必要な施設又は設備　（※）	
研究者の教育歴の有無	□研究責任医師は、中央病院の研究責任医師及び全ての研究分担医師が、研究に関する倫理並びに研究の実施に必要な研究手法等の知識及び技術に関して教育を受けたことを確認した
具体的な文書保管場所	

※原則として、実施計画に記載した内容を記載する。他院と連携して救急対応を行う場合は、具体的な連携病院名及び連携方法も記載する。
記載例："本研究で想定される循環器系有害事象発現時の対応は●●病院と連携して行う。"、"他院との連携を必要とする有害事象の発現は想定されないため、中央病院内で臨床研究内容に応じた緊急体制を整えている。"等

［記載注意事項］
新規申請時に作成した内容から変更がある場合には、修正の上再提出すること。（修正箇所は青字で表記してください。）

図2　研究実施体制申告書（つづき）

（文献4より抜粋）

研究者の教育履修状況，ローカル支援体制（CRCや研究補助員の支援の有無）などを申告させるようにする．変更申請時には，新たに当該医療機関で実施の可否の判断に本質的な影響を与えると考えられる大きな変更が行われているか否かを申告させる，などである．国立がん研究センター中央病院で使用する書式を参考までに提示する（**図1〜2**）[4]．

2 管理者許可前の下読み部署を設置

　医療機関の管理者自身が，CRBの審査資料や前述の申請書をすべて確認することは現実的ではない．迅速に進めることが求められている以上，下読み部署を設けてスクリーニング機能をもたせることが現実的と考えられる．医療機関に臨床研究支援部門のような部署があればよいが，それがない場合には，これまでの施設倫理審査委員会（institutional review board：IRB）事務局のスタッフが対応するなどが考えられる．ただし，その場合も**IRB審査（迅速審査も含む）という形式はとる必要はなく，確認事項は研究の実施体制という外形的な要件のみとすべきである**．

3. 不適合の管理

（不適合の管理）
規則第 15 条　研究責任医師は，臨床研究がこの省令または研究計画書に適合していない状態（以下「不適合」という．）であると知ったときは，速やかに，実施医療機関の管理者に報告しなければならない．
2　前項の規定は，研究分担医師について準用する．この場合において，同項中「研究責任医師」とあるのは「研究分担医師」と，「実施医療機関の管理者」とあるのは「研究責任医師」と読み替えるものとする．
3　研究責任医師は，第 1 項の不適合であって，特に重大なものが判明した場合においては，速やかに認定臨床研究審査委員会の意見を聴かなければならない．
4　第 1 項および前項の規定は，臨床研究を多施設共同研究として実施する場合について準用する．この場合において，第 1 項中「報告しなければ」とあるのは「報告するとともに，これを研究代表医師に通知しなければ」と，前項中「研究責任医師」とあるのは「研究代表医師」と読み替えるものとする．
5　研究代表医師は，第 1 項（前項の規定により読み替えて準用する場合を含む．）の規定により多施設共同研究が不適合であることを知ったときはその旨を，速やかに他の研究責任医師に情報提供しなければならない．

　不適合の管理は研究責任医師の責務と定められている．不適合と確認したときには，研究責任医師は実施医療機関の管理者に報告しなければならない（多施設共同研究の場合は，研究代表医師にも報告）．したがって，**医療機関の管理者は，臨床研究の実施手順書等を作成し，不適合事案が発生した際の報告手順を定めておかなければならない**．ここで，「不適合」の定義を明確に手順書で規定しておかなければ，報告漏れの原因となる．

1 不適合とは

　法における「不適合」は，法施行規則，研究計画書（プロトコール），手順書等の不遵守に加え，研究データの改ざん，ねつ造等とされ，「重大な不適合」は，臨床研究の対象者の人権や安全性および研究の進捗や結果の信頼性に影響を及ぼすものとされている〔通知2.-(12), (14)〕[2]．

　しかし，この説明だけでは不適合，あるいは，重大な不適合に該当するか否か迷うケースも多いと思われ，さらに具体的な事例を定めておくことが円滑な運用のためには有用である．JCOGプロトコールマニュアル[5]では，「重大な不適合」の例として以下のものをあげており（「14.3 不適合の管理」），研究計画書や医療機関の手順書を作成する際には参考にされたい．

2 JCOGプロトコールマニュアルに定める「重大な不適合」

1　適格性に関する重大な不適合

> 違反登録
> - 適格規準を満たさないと知りながら故意に（偽って）登録した
> - 必要なインフォームド・コンセントを行わずに患者登録をし，プロトコール治療を実施した
> - 適格性を判断するための原資料が確認できない（同意書の紛失も含む）

2　プロトコール違反

> 登録患者のリスク増大に影響がある違反，または試験結果の信頼性に影響を及ぼす違反
> - 重大な適格規準・除外規準違反
> - 患者の安全性を脅かす中止規準違反
> - 重大な併用禁止薬違反・禁止併用療法等の不遵守
> - 故意または系統的なプロトコール規定の不遵守など

3 その他の重大な不適合

- 認定臨床研究審査委員会の承認前または実施医療機関の管理者の承認前に研究を実施した
- 試験継続意思に影響を及ぼす可能性がある情報を提供せずに試験を継続した
- 研究不正（データのねつ造，データの改ざん等）と判断されるもの
- 個人情報の漏洩または人権侵害により登録患者への重大な影響が認められるもの

4. 救急体制

（構造設備その他の施設）
規則第16条　研究責任医師は，臨床研究の内容に応じ，実施医療機関が救急医療に必要な施設または設備を有していることを確認しなければならない．ただし，他の医療機関と連携することにより，臨床研究の対象者に対し，救急医療を行うために必要な体制があらかじめ確保されている場合には，この限りでない．

1 救急医療の体制

　臨床研究の対象者に緊急対応が必要となった場合に，適切な救急医療が受けられるよう，確保する趣旨の規定であり，原則として実施医療機関が自ら有していることが望ましい．他の医療機関との連携する場合には，あらかじめ研究計画書を共有し，当該臨床研究の対象者に救急医療が必要となった場合の受け入れに関する合意を得ておくなど，事前に体制確保に努める必要がある．

2 多施設共同研究を実施する体制

　当該臨床研究を適切に実施するために必要な実施医療機関の設備や臨床研

究の実施体制について，「実施医療機関の要件」として研究計画書に定めておくと，CRB の審査だけではなく，CRB の承認後，参加施設の管理者が許可する際にも要件を満たしているか否かの判断の助けとなる．「実施医療機関の要件」を定める際には，「厚生労働大臣の定める先進医療及び施設基準選定等に伴う手続き等の取扱いについて」[6]に規定する別紙 1 の様式第 9 号が参考となる〔Q&A（統合版），問 3-8〕[3]．

5. 問い合わせ窓口

> （苦情および問い合わせへの対応）
> 施行規則第 23 条　研究責任医師は，臨床研究に関する苦情および問い合せに適切かつ迅速に対応するため，苦情および問い合せを受け付けるための窓口の設置，苦情および問い合せのための対応の手順の策定その他の必要な体制を整備しなければならない．

1 苦情および問い合わせへの対応

　この規定については，施行通知で，必ずしも臨床研究の相談窓口として担当部署や場所を設ける必要はなく，臨床研究の対象者が問い合わせできる連絡先を明示し，対応可能な体制が整備されていればよいとされている．

2 窓口の 1 本化

　臨床研究ごとではなく，実施医療機関で 1 つ定めることでよいとされているが，その場合にはその臨床研究に関する具体的な対応ができる者との連絡体制を構築しておくことが求められている〔通知 2.－(23)〕[2]．研究ごとに研究責任医師または研究分担医師を窓口にする方法でも構わないが，実際には医療機関で複数の臨床研究が実施されていることが多いことから，窓口を 1 本化して，そこから各研究の研究責任医師に連絡する手順のほうが患者にとっての利便性が高い場合もありうる．

3 実例

　国立がん研究センター中央病院では，「がん相談支援センター」に全臨床研究（治験も含む）の相談窓口を設置している．相談窓口には，実施中の臨床研究と研究責任医師（または窓口担当者）の一覧が提供されており，円滑に各研究の研究責任医師に連絡できるよう体制構築を行っている．なお，この相談窓口の連絡先は，研究計画書や説明文書に記載することはもちろん，webサイトのトップページでもすぐに認識できるようになっており，臨床研究の対象者から容易にアクセスし，実際の担当者への接続も円滑に進むような体制としている[7]．

■ 引用文献 ■
1) 厚生労働省：臨床研究法における利益相反管理ガイダンスに関するQ&A（https://www.mhlw.go.jp/file/06-Seisaku jouhou-10800000-Iseikyoku/0000202036.pdf）．
2) 厚生労働省：臨床研究法施行規則の施行等について（平成30年2月28日）（https://www.mhlw.go.jp/file/06-Seisakujouhou-10800000-Iseikyoku/0000202843.pdf）．
3) 厚生労働省医政局研究開発振興課：臨床研究法の施行等に関するQ&A（統合版）について（令和元年11月13日）（https://www.mhlw.go.jp/content/10800000/000566065.pdf）．
4) 国立がん研究センター中央病院：使用書式（研究実施許可申請書，研究実施体制申告書）．
5) 日本臨床腫瘍研究グループ（Japan Clinical Oncology Group）：プロトコールマニュアル（http://www.jcog.jp/doctor/tool/manual.html）．
6) 厚生労働省：先進医療に係る通知，届出書等の様式及びその記載要領等について（https://www.mhlw.go.jp/seisakunitsuite/bunya/kenkou_iryou/iryouhoken/sensiniryo/minaoshi/dl/tuuchi02.pdf）．
7) 国立がん研究センター中央病院ホームページ（https://www.ncc.go.jp/jp/ncch/）．

8

記録の保存

国立がん研究センター中央病院
臨床研究支援部門研究企画推進部企画管理室 室長
片山　宏

POINT

- 臨床研究に関する記録の作成と保存は，データの信頼性を保証し，ひいては臨床研究の質を担保するものである．
- 記録の作成と保存は，参加施設の研究責任医師の責務である．
- 臨床研究に関する記録に加え，研究計画書・実施計画・説明文書・同意書・総括報告書，認定臨床研究審査委員会の審査資料，モニタリング・監査に関する文書，原資料，臨床研究の実施に係る契約書等を保存する．
- 保存期間は，研究が終了した日から5年間である．

1. 記録の保存が必要な理由

1 社会問題化した不正の精査

　以前より，GCP省令に従って実施する治験では，治験にかかわる記録の作成と保存に関する規定が設けられていたが，かつての「臨床研究に関する倫理指針」に従って実施する研究者主導臨床試験では，記録の保存に関しては特段の規定はなされていなかった．その後，平成24（2012）年以降に数々の研究不正事案が社会問題となったが，臨床研究に関する記録の保存がされていないことが原因で十分に不正の精査が行えなかった事例が存在した．

2 記録の保存の重要性

　それを受けて，平成 27（2015）年より施行された「人を対象とする医学系研究に関する倫理指針」には，「第 20 研究に係る試料及び情報等の保管」が新設され，研究機関の長の責務として，人体から取得された試料および情報等の保存に関する手順書を作成し，適切に保存されるよう監督することが定められた．その点，臨床研究法（以下，法）では，臨床研究に関する記録の作成と保存は，研究機関の長ではなく，実施医療機関の研究責任医師の責務と定められている．手順を定め，それに従って記録を保存することにより，データの信頼性が保証され，臨床研究の質が担保されることとなる．

2. 記録の作成と保存に関する規定

1 臨床研究に関する記録

　「だれが」，「なにを」，「いつまで」に作成し保存するか，これについては法第 12 条[1]に「特定臨床研究に関する記録」として定められている．特定臨床研究以外の臨床研究を法の下で実施する場合についても，法第 12 条の規定に準じて対応することが法第 21 条に定められているため，法と施行規則の「特定臨床研究」を「臨床研究」と読み替えて対応することとなる．

（特定臨床研究に関する記録）
法第 12 条　特定臨床研究を実施する者は，当該特定臨床研究の対象者ごとに，医薬品等を用いた日時および場所その他厚生労働省令で定める事項に関する記録を作成し，厚生労働省令で定めるところにより，これを保存しなければならない．

（特定臨床研究に関する記録の保存）
規則第 53 条　法第 12 条の厚生労働省令で定める事項は，次に掲げる事項とする．
　1　特定臨床研究の対象者を特定する事項

2　特定臨床研究の対象者に対する診療及び検査に関する事項
　　　3　特定臨床研究への参加に関する事項
　　　4　前各号のほか，特定臨床研究を実施するために必要な事項
　2　研究責任医師は，特定臨床研究が終了した日から5年間，法第12条に規定する記録を次に掲げる書類とともに保存しなければならない．
　　　1　研究計画書，実施計画，特定臨床研究の対象者に対する説明およびその同意に係る文書，総括報告書その他のこの省令の規定により研究責任医師が作成した文書またはその写し
　　　2　認定臨床研究審査委員会から受け取った審査意見業務に係る文書
　　　3　モニタリングおよび監査（第18条の規定により監査を実施する場合に限る．）に関する文書
　　　4　原資料等（法第12条および第1号に掲げるものを除く．）
　　　5　特定臨床研究の実施に係る契約書（法第32条の規定により締結した契約に係るものを除く．）
　　　6　特定臨床研究に用いる医薬品等の概要を記載した文書および第25条第2項の規定により作成または入手した記録（第1号に掲げるものを除く．）
　　　7　前各号のほか，特定臨床研究を実施するために必要な文書
　3　研究責任医師は，第1項に規定する記録の修正を行う場合は，修正者の氏名および修正を行った年月日を記録し，修正した記録とともに保存しなければならない．

　繰り返しになるが，臨床研究法に関する記録の作成と保存の責任者は，実施医療機関の研究責任医師と定められている．医学系指針では，研究にかかわる記録の保存は研究機関の長の責務とされていたが，法では，実施医療機関の管理者（研究機関の長に相当）は記録の保存を適切に行えるよう協力することとなっており，保存の責任主体は研究責任医師に課せられていることが違いである．

2 研究実施者が作成する記録

　医薬品等を用いた日時と場所（法第12条）に加え，規則第53条第1項[2]では対象者の特定，対象者に対する診療・検査，研究への参加といった事項が定められている．施行規則に定められている「対象者を特定する事項」と

は，当該研究の適格規準・除外規準を満たすか否かに関する記録，「対象者に対する診療及び検査に関する事項」とは，研究計画書に定められた評価項目について臨床研究の実施により得られる記録，「研究への参加に関する事項」とは患者への説明と同意に関する記録を指し，いずれも診療録（カルテ）に記載されるべき内容である．これら診療録のほか，検査記録，投与記録，画像，服薬日誌等も「原資料」とよばれる．これら原資料をもとに，症例報告書が作成される〔EDC（electronic data capture）の場合はデータ入力〕．

臨床研究に関する記録は，**「当該記録に係る責任の所在が明確であること」，「読んで理解できること」，「実施した内容について速やかに記録が作成されること」，「原本性が担保されていること」，「正確なものであること」，「記録すべき内容が充足しており，完結性が担保されていること」をすべて満たしていることと定められ**ている〔通知2.-(61)〕[3]．これは，治験などで原資料の作成にあたり求められる**ALCOA**[4]＊，**ALCOA-CCEA**[5]＊＊の原則そのものである．保存が求められているものは，原資料に加え，研究計画書（プロトコール），実施計画，説明同意文書，総括報告書，その他研究責任医師が省令の規定により作成した文書（またはその写し），認定臨床研究審査委員会の審査資料，モニタリング・監査（監査は実施する場合のみ）に関する文書，契約書，医薬品等の概要を記載した文書，その他臨床研究の実施に必要な文書である．

3 特定臨床研究

未承認の医薬品，未承認または未認証の医療機器，未承認の再生医療等製品を用いる臨床研究のみに求められる規定が規則第53条第2項第6号に取り上げられており，当該医薬品の①製造年月日，製造番号などの製造に関する記録，②入手した数量と年月日の記録，③処分の記録，を作成し保存することが定められている〔規則第25条第2項〕[2]．

これらの記録の修正を行う場合には，修正者の氏名と修正を行った年月日を記録し，修正した記録とともに保存しなければならない．

4 記録の保存期間

研究終了日，すなわち，総括報告書の概要を認定臨床研究審査委員会申請・情報公開システム（Japan Registry of Clinical Trials：jRCT）に登録し

公開日から 5 年間と定められている．

　多施設共同研究に参加する実施医療機関には，いくつか注意点がある．多施設共同研究が継続中にある医療機関が研究への参加をとりやめる場合，当該施設が参加をとりやめた日ではなく，研究が終了した日が起算日となり，そこから 5 年が経過するまで記録の保存義務がある．また，研究責任医師が異動する場合には，当該医療機関に所属する者のなかから記録保存を行う者を指名しなければならない．したがって，途中で研究参加をとりやめる場合や，研究責任医師が異動する場合には，保存する記録とその保存期間について引き継ぎが重要となる．

　なお，5 年間というのは最低限保管すべき期間を示したものであり，必要に応じて研究ごとに適切な保管期間を定めることとなる．

*：米国食品医薬品局（Food and Drug Administration：FDA）のガイダンスで提唱される原資料の品質を保証するための 5 つの基本要素，Attributable（帰属性），Legible（判読性），Contemporaneous（同時性），Original（原本性），Accurate（正確性）
**：ALCOA に加え欧州医薬品庁（European Medicines Agency：EMA）で求められる 4 つの基本要素，Complete（完全性），Consistence（一貫性），Enduring（普遍性），Available when needed（必要時利用可能）

■ 引用文献 ■
1) 厚生労働省：臨床研究法（https://www.mhlw.go.jp/file/06-Seisakujouhou-10800000-Isekyoku/0000163413.pdf）．
2) 厚生労働省：臨床研究法施行規則（https://www.mhlw.go.jp/web/t-doe?dataId=80ab6260&dataType=0&pageNo=1）．
3) 厚生労働省：臨床研究法施行規則の施行等について（平成 30 年 2 月 28 日）（https://www.mhlw.go.jp/file/06-Seisakujouhou-10800000-Iseikyoku/0000202843.pdf）．
4) Guidance for Industry Computerized Systems Used in Clinical Investigations, May, 2007.
5) Reflection paper on expectations for electronic source data and data transcribed to electronic data collection tools in clinical trials, 9 June 2010.

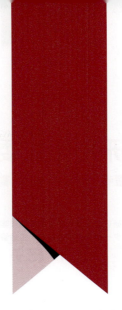

第 3 章

認定臨床研究審査委員会の審査と厚生労働大臣への報告

認定臨床研究審査委員会の要件

要件,設置者,申請の方法,審査料,実運用

国立がん研究センター中央病院倫理審査事務室 室長
国立がん研究センター研究支援センター生命倫理部被験者保護室 室長

山下 紀子

POINT

- 臨床研究法に基づく認定臨床研究審査委員会は,治験や倫理指針研究の委員会と比較して期待される機能や役割は本質的には変わらないが,設置者,委員構成などの外形的または手続き的側面が異なる.
- 最も特徴的なことは,第三者性を高めた委員構成と専門性担保のための技術専門員評価の導入である.
- 多施設共同研究の場合であっても,研究計画書に対する審査は1回のみ,一括して行う(中央審査,一括審査,シングルIRB).

1. 認定臨床研究審査委員会の役割

臨床研究法(以下,法)が適用となる臨床研究は,厚生労働大臣(以下,厚労大臣)による認定を受けた倫理審査委員会「認定臨床研究審査委員会」(certified review board:CRB)により研究倫理審査を受けなければならない.研究者は研究倫理審査をなぜ受けなければならないか,CRBに求められる機能や役割は,治験や各種倫理指針が適用となる臨床研究と本質的には同じであり,その説明は次章など他項に委ねる.本項では,CRBに関する法の規定を解説し,CRBの運用に関して実例を交えて説明する.法では,CRBを〔「審査意見業務」を行うための臨床研究に関する専門的な知識経験を有する者により構成される委員会〕と定義している.審査意見業務とは,臨床研究

を実施しようとする研究責任医師などから意見を求められた場合において，臨床研究実施基準に照らして審査を行い，当該研究責任医師などに意見を通知することをいう．

審査意見業務の種別としては以下に掲げるものがある．

> ①実施計画の新規申請・変更申請（法第 23 条第 1 号）
> ②疾病等報告（法第 23 条第 2 号）
> ③定期報告（法 23 条第 3 号）
> ④そのほか必要があると認めるとき（法第 23 条第 4 号）

そのほか必要があると認めるときとは，臨床研究実施基準に不適合な事案に関する報告などがあげられる．審査の方法は 4. に示す．

2. 認定臨床研究審査委員会の要件（設置者・体制）

1 認定臨床研究審査委員会の設置者

CRB の設置者は，法第 23 条，規則第 64 条により，病院もしくは診療所の開設者，医学医術に関する学術団体，そのほかの厚生労働省令で定める団体（法人でない団体にあっては，代表者または管理人の定めのあるものに限る）に限られている．病院もしくは診療所の開設者は法人の長であり，病院長に限らない．厚生労働省令で定める団体含め，CRB を設置できる団体を表 1 に示す（法第 23 条，規則第 64 条）[1,2]．

2 認定臨床研究審査委員会の委員構成とその要件

CRB は，倫理的および科学的観点から審査意見業務を行うことができるように，また，審査案件ごとに適正に公正中立な審査を行うために，委員構成等の体制に関して，法第 23 条，規則第 66，81 条に要件が定められている．委員構成について表 2（法第 23 条，規則第 66 条）[3]に示す．この委員構成は，委員会の開催要件ではなく，個々の審査意見業務ごとに構成の確認が必要なことに注

表1 認定臨床研究審査委員会を設置できる団体

1	病院,診療所の設置者
2	医療機関を有する学校法人,国立大学法人,地方独立行政法人
3	医療の提供または臨床研究・治験を支援する独立行政法人
4	医学医術に関する学術団体,一般社団法人,一般財団法人,特定非営利活動法人

上記4の団体は,定款等に認定委員会を公共事業または特定非営利活動事業として行う旨の明記が必要であり,法人でない場合は代表者または管理人の定めが必要である.

(文献1,2をもとに筆者作成)

表2 認定臨床研究審査委員会の委員構成の要件

1	委員長を置く
2	委員の構成 ● 医学または医療の専門家 ● 臨床研究の対象者の保護および医学または医療分野における人権の尊重に関して理解のある法律に関する専門家または生命倫理に関する識見を有する者 ● 上記以外の一般の立場の者
3	委員5名以上
4	男性・女性がそれぞれ1名以上
5	同一医療機関(当該医療機関と密接な関係を有するもの含む)に所属しているものが半数未満
6	認定委員会の設置者の所属機関に属しないものが2名以上含まれている

上記2の各項は他項のものと兼ねることはできない.また上記5の規定は,認定委員会の設置機関に限らず,いわゆる外部委員の所属組織にも適用される.

(文献3より引用)

意が必要である.**表3**(法第23条第4項,規則第66条)[3]に委員の要件を示す.

表3 委員の要件

医学または医療の専門家	医療機関または医学・医療に関する研究機関などで5年以上診療，教育，研究または業務を行った経験を有する
臨床研究の対象者の保護および医学または医療分野における人権の尊重に関して理解のある法律に関する専門家	臨床研究の対象者の保護および医学または医療分野における人権の尊重に関係する業務を行った経験を有し，法律に関する専門的知識に基づいて，教育，研究または業務を行っている ・弁護士，司法書士として業務を行っている ・大学で法律学の教育もしくは研究を行っている常勤の教授，准教授，講師または過去に5年以上その経験がある ＊臨床研究の対象者の保護および医学または医療分野における人権の尊重に関係する業務：倫理審査委員会や治験審査委員会の委員として1年以上の経験を有するなど
生命倫理に関する識見を有する者	生命倫理に関する専門的知識に基づいて，教育，研究または業務を行っている者を意味するものである（臨床研究の対象者の保護および医学または医療分野における人権の尊重に関して理解を要する業務に従事している者を想定） ・大学で生命倫理の教育もしくは研究を行っている常勤の教授，准教授，講師または過去に5年以上その経験がある ・大学院修士相当の生命倫理学に関する専門教育を受けているおよび査読のある学術雑誌に筆頭筆者として生命倫理学に関する学術論文が1編以上ある
一般の立場の者	主に医学・歯学・薬学そのほかの自然科学に関する専門的知識に基づいて，教育，研究または業務を行っている者以外の者であって，研究対象者に対する説明文書の内容が一般的に理解できる内容であるかなど，研究対象者の立場から意見を述べることができる者を意味するものである ＊委員会設置者の医療機関の現役職員・元職員を除く

（文献3より引用）

3 審査意見業務に参加してはならない委員および技術専門員

　また，公正中立な審査のために，審査意見業務に参加してはならない委員および技術専門員が規定されているので**表4**（法第23条，規則第81条)[3]に

表4 審査意見業務に参加してはならない委員，技術専門員

1	審査意見業務の対象となる臨床研究の研究責任医師または研究分担医師
2	審査意見業務の対象となる臨床研究の研究責任医師と同一の医療機関の診療科に属している者または研究責任医師が属する医療機関の管理者
3	審査意見業務の対象となる臨床研究の研究責任医師と，過去1年以内に多施設共同試験（特定臨床研究に該当するものおよび医師主導治験）で研究責任医師，治験調整医師，治験責任医師をしていた者
4	審査意見業務の対象となる臨床研究の研究責任医師や関与する医薬品等製造販売業者等密接なつながりのある者

上記2，3については，委員会の求めに応じて，委員会で意見を述べることは可能とされている．

（文献3より引用）

示す．このうち，3の多施設共同試験に関する規定への該当性判断が悩ましいが，実際は，対象研究は特定臨床研究と医師主導治験であり，研究責任医師，治験調整医師の立場に限定されている．4については，1以外の審査意見業務の対象となる臨床研究に従事する者や関与する医薬品等製造販売業者等と雇用関係のある者などが含まれる．

4 審査に先立ち評価を行う技術専門員

このほか，**委員による審査に先立ち，研究内容に応じて技術専門員とよばれる専門家により評価を行う制度が導入された**．技術専門員の例を要件とともに**表5**（施行通知：規則第66条第3項第1号関連，事務連絡：問24-13・14）[3]に示す．この評価は，**新規審査のときには必須**であり，疾病領域の専門家による評価はすべての研究について必要であるが，そのほかは研究内容によりCRBが必要性を判断する．具体的には，臨床薬理学の専門家による評価はFirst in Human試験のときには必須であるが，併用投与を初めて行う際にも考慮が必要である．生物統計家による評価は検証的試験の際に必要であるが，第Ⅱ相試験であっても検証的試験の場合があるので，開発の相だけで判断しないよう注意が必要である．なお，技術専門員は委員ではないため，委員名簿への記載は不要であり，委員会への出席を要しないが，必要時

表5　技術専門員の例と要件

審査意見業務の対象となる疾患領域の専門家	審査対象となる研究の疾患領域に関する専門的知識・経験に基づき，診療，教育，研究または業務を行っている者
毒性学，薬力学，薬物動態学等の専門的な知識を有する臨床薬理学の専門家	大学において5年以上臨床薬理学の教育または研究を行っている教員 日米欧の規制当局において毒性学，薬力学，薬物動態学の担当として2年以上の医薬品等の承認の審査業務を行った経験を有する者またはそれと同等の実務経験を有し，それに相当する知見を有する者 以下のいずれも満たす者 ・医師，歯科医師，薬剤師等として5年以上の診療，業務，教育または研究を行っている ・大学院修士課程相当の臨床薬理学に関する専門教育を受けていること ・筆頭筆者として，査読のある学術雑誌に臨床薬理学に関する学術論の発表が1編以上ある
生物統計家	以下のいずれの要件も満たす者が該当する ・大学院修士課程相当の統計の専門教育を受けた経験を有するか，統計検定2級相当以上の能力を有する ・複数の臨床研究の実務経験（試験計画作成，データマネジメント，解析報告書・論文作成，効果安全性評価委員会委員等）を有する
そのほかの臨床研究の特色に応じた専門家	必要に応じて審査対象となる研究分野に関する専門的知識・経験に基づき，教育，研究または業務を行っている者 ・医療機器の臨床研究の場合は医療機器，臨床工学，材料工学の専門家，再生医療など製品の臨床研究の場合は，再生医療等の専門家等を想定

（文献3より引用）

には委員会に出席して意見を述べてもよい．また，**委員が技術専門員を兼任してもよい**．技術専門員は評価書を作成して委員会に提出するが，この評価書の活用手順については法令に明確に規定されておらず，委員会の運用方法によりさまざまである．具体例は4.で触れる．

5 継続的・定期的に業務を行うために

　そのほか，CRB は審査意見業務を継続的・定期的に行うことができる体制が求められており，業務規程の制定，苦情および問い合わせを受け付けるための窓口の設置，CRB 運営に関する事務局担当者 4 名以上といった規定がある．事務局担当者の 4 名のうち 2 名は専従（80 % 以上エフォート）でなければならず，4 名というのはエフォート換算で 400 % を意味し，頭数として 4 名いればよいわけではない．また，**委員会の開催は原則として月 1 回以上の定期開催が求められている．年間 11 回以上開催していない場合は，3 年に 1 回の厚労大臣認定の更新を受けることができない**．

　このように CRB を継続的・定期的に質を維持して開催するためには，当然のことながら運営費用が必要となり，その資金源として審査手数料を徴収する．CRB の設置機関の内外によらずに，公平に審査機会を提供しなければならず，審査手数料に内外価格差をつける場合はその説明が必要となる．この審査手数料の積算根拠を含めて，**委員会の設置・運用に関しては業務規程に定め，厚生労働省（以下，厚労省）の「認定臨床研究審査委員会申請・情報公開システム」に登録・公開し，改定時は速やかに登録更新することが求められている**．業務規程の記載事項の詳細は法令を参照されたい．

3. 認定臨床研究審査委員会の情報, 申請の方法

　法に基づく研究倫理審査は，厚労大臣による認定を受けた委員会のみが行うことができ，令和 2（2020）年 6 月 24 日時点で，98 委員会が認定されている．これら委員会の業務規程や連絡先，公式 web サイトなどは，認定臨床研究審査委員会申請・情報公開システムでみることができる．

　法が適用となる研究を行おうとする研究者は，このシステムに掲載されている CRB から審査を受ける委員会を選ぶことになるが，**審査を受けたあとに，実施計画を提出する地方厚生局は，委員会を所轄する厚生局となることに留意が必要である**．なお，これまでも，治験，臨床研究とも，研究者が所属する機関が設置した委員会以外でも審査を行うことはできたが，法においては委員会数も限られているため，研究者はこれまで以上に所属機関以外の複数の CRB を利用することになると予測される．そのため，審査依頼手続

表6 新規申請時に認定臨床研究審査委員会に提出する主な資料

1	実施計画
2	研究計画書
3	説明同意文書
4	研究分担医師リスト
5	疾病等が発生した場合の対応に関する手順書
6	モニタリングに関する手順書
7	利益相反管理基準（様式A）
8	利益相反管理計画（様式E）
9	監査に関する手順書
10	医薬品等の概要を記載した書類
11	統計解析計画書
12	症例報告書の見本

1〜8は必須であるが，5および6については研究計画書に記載があればよい．9〜12はある場合に提出とされている．10は医薬品等の添付文書や試験薬概要書が相当する．

（文献2をもとに筆者作成）

きが委員会により大幅に異なることにならないように，また，**委員会運営の標準化のために，委員会が用いる書式に関して統一書式が厚労省の「臨床研究法について」のページで公表されている**．この統一書式は，地方厚生局長宛の省令の様式とは異なり委員会により改変が許容されているが，大幅な改変を行っている委員会は少なく，倫理指針の委員会のように，委員会により準備すべき書類，手続きが大幅に異なるといった状況は，現在のところ生まれていない模様である．

また，CRBが研究責任医師／研究代表医師に提出を求める文書についても，規則第40条第1項に定めがあり，CRB判断により追加を求める猶予はあまりなく，この点でも，いずれのCRBを利用するにしても，研究責任医師／研究代表医師が準備すべき資料は大差ないといえる体制となっている．CRBへの提出資料を**表6**（規則第40条第1項）[4]に示す．

4. 審査の方法・実運用

　法に基づく審査の特徴は次章も参照されたいが，倫理指針と比較して主なものをあげると以下となる．

①多施設共同研究の場合は，研究代表医師が取りまとめて CRB で一括審査を受ける
- 研究計画書，説明同意文書に対する審査は 1 回のみ．全参加施設同じものを用いる
- 研究分担医師リスト，利益相反管理計画（様式 E）は全施設分集めて提出

②委員会審査に先立ち，専門家による評価を行う
- 技術専門員による評価書作成

③委員会において全員の意見を聞く

④委員会判定は「承認」，「不承認」，「継続審査」のみ
- 治験および倫理指針研究で活用されている，条件付き承認／修正の上承認はない

⑤発言者の立場を明示した公開用議事録の作成

⑥書面で行える簡便な審査（倫理指針での迅速審査）の幅が狭い
- 新規審査はすべて合議
- 変更申請については，法令上は誤記修正，臨床研究の進捗状況の変更，研究従事者の職名変更を除いて合議となるため，変更申請に関する合議審査が膨大な数となることが懸念されていた．しかしながら，平成 30 年 10 月 16 日発出事務連絡の Q&A 問 70 において，委員長が事前に確認する必要がないと認めたものについては「事前確認不要事項」としてあらかじめ具体的に業務規程に定めることにより，事務局が確認することをもって審査意見業務を行ったものとして差し支えない，と言う見解が示され，同様の運用により簡便な審査の範囲を広げられるようになった．
- 委員会判定が継続審査となった場合の再審査方法は，実施に影響を及ぼさないものは簡便審査，そのほかは再び合議審査

⑦緊急審査のスキーマがある
- 重篤な疾病等や重大な不適合事案が発生し，研究対象者保護の観点から緊急に措置を講じる必要がある場合

- 委員長と委員長が指名する委員により緊急に審査を行う
- 緊急審査後は，後日改めて，本審査で結論を得る
⑧研究COIおよび研究者COIについても審査
- COI委員会による審査は不要

審査意見業務の大まかな流れは，以下の①〜④となる．

①審査依頼受け付け
②技術専門員評価
③委員会審査
④審査結果通知

　実際は，委員会合議審査に先立ち，事前審査を行うか否か，技術専門員評価のタイミング，委員意見や技術専門員評価を受けて研究者に委員会合議審査までに修正を求めるか否かにより，フローは多様となる．
　筆者が所属するCRB，国立がん研究センター中央病院臨床研究審査委員会のフロー例を示す（図）．この流れにより，新規審査に関する審査依頼受け付け期限は委員会開催日の5週間前，変更申請に関しては原則として技術専門員評価がないため4週間前としている．研究者からはより早い審査を求められるため，さらなる短縮を図ってみたが，当委員会の運用ではこれが限界であった．事前審査意見への研究者対応を求めなければ，審査に要する時間は短縮するが，一方で，合議審査の結果，研究実施に影響を及ぼすような本質的な修正意見が出る確率は高まり，継続審査の対処法は簡便な審査ではなく合議審査となり，その結果，審査期間は長期化することとなる．
　どのように審査フローを組み立てるかは委員会の運用次第であり，研究者は審査依頼をする際に，共同研究先等との契約上研究開始日に制約がある場合は特に，審査にどの程度の時間を要するか確認をしておくとよい．
　なお，当委員会の運用上の工夫を何点かお示しする．

1 技術専門員による評価と事務局点検を平行

　技術専門員による評価は，専門的視点からの研究計画の適切性の判断であることより，技術専門員が評価に用いる資料は主には研究計画書である．よって，たとえば，COI様式や研究分担医師リスト等は必ずしも必要ではな

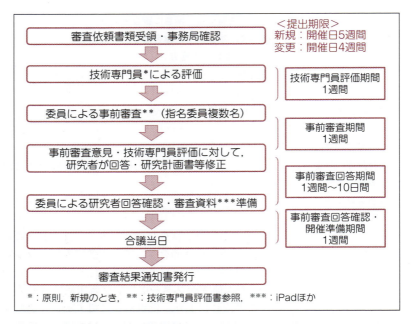

図 合議審査の流れ（国立がん研究センター中央病院臨床研究審査委員会の場合）
審査の流れの組み立て方はCRBの考えによりさまざまであり，また，審査意見業務の種別にもよる．

(筆者作成)

いため，それらがそろっていなくても技術専門員の評価を開始し，その間に事務局点検を平行して行うことにより，当CRBでは審査に要する時間を1週間程度短縮することができている．

2 合議審査意見が研究遂行上影響のない誤記訂正等の記載整備のみの場合の対応

　当CRBでは，即時の修正は求めずに承認とし，次回改定時に合わせて記載を整えるように付帯意見をつけることとしている．これにより，継続審査判定とした後簡便審査を行う件数を減らすことができ，その時間をより重要な計画審査にあてることが可能となる．

おわりに

　法は，施行前から実施している臨床研究については，施行日から起算して1年〔平成31（2019）年3月31日〕以降も継続する場合に適用となり，CRBによる審査を受け承認を得て，経過措置期限の平成31（2019）年3月31日までに厚労省のデータベース「jRCT」の臨床研究実施計画・研究概要公開システムで当該研究について公開することが求められていた．そのため，CRBの法施行1年目は，法に則った委員会運営を整備しつつ，膨大な数の法に則した再審査に振り回される1年となった．

　以上，本項ではCRBに関する法令の規定と実際の委員会運用を紹介したが，法に基づく審査はまだ端緒についたばかりで手探りの状態にある．本書発行時点では，法に基づく審査経験は主には新規計画審査であり，変更申請や疾病等報告が出始め，手順の策定に右往左往している段階にある．今後，定期報告に関する審査のほか，主要評価項目報告書，総括報告書に関する審査など，倫理指針の委員会では経験のない審査体制の構築が必要となり，頭を悩ませる日々がしばらく続くことが予想される．しかしながら，**倫理指針では制度の建てつけ上実現が厳しかったシングルIRBが，臨床研究法では実現可能となったメリットは非常に大きい**．世界に先んじて始まったSingle IRBのメリットを最大活用すべく，CRB間で意見交換を行ったり，事例を共有するなどして協力し合い，審査の標準化に全国的に取り組んでいく必要があると考える．

■ 参考資料 ■

1) 厚生労働省：臨床研究法（https://www.mhlw.go.jp/file/06-Seisakujouhou-10800000-Iseikyoku/0000163413.pdf）．
2) 厚生労働省：臨床研究法施行規則（https://www.mhlw.go.jp/file/06-Seisakujouhou-10800000-Iseikyoku/0000195391.pdf）．
3) 中濱洋子：臨床研究法，認定臨床研究審査委員会-Certified Review Board：CRB．ICR臨床研究入門，ICRweb，2018（https://www.icrweb.jp/icr_index.php）．

認定臨床研究審査委員会の審査のポイント

東北大学大学院文学研究科 准教授
田代 志門

POINT

- 認定臨床研究審査委員会は，臨床研究法における研究チェック体制の要である．
- 臨床研究法の定める委員会業務は「実施計画の新規申請・変更申請」「疾病等報告」，「定期報告」，「その他必要と認めるとき」の4つの場面で「意見を述べる」ことにある．
- 認定臨床研究審査委員会の審査のポイントは，臨床研究法施行規則の8つの基本理念に即して示されており，そのほかの医学系研究とも共通である．

1. 認定臨床研究審査委員会の役割

　認定臨床研究審査委員会（certified review board：CRB）は，臨床研究法（以下，法）における研究チェック体制の要である．医薬品の臨床試験について，諸外国においては，医師主導であるか否かを問わず，薬事に関する規制当局〔わが国でいえば医薬品医療機器総合機構（Pharmaceuticals and Medical Devices Agency：PMDA）に該当〕の事前確認を，概ね必須としている[1]．これに対して**臨床研究法下では，厚生労働省**（以下，厚労省）**が研究開始の許可・不許可の判断には直接かかわらず，研究計画の概要（実施計画）の報告を受けるにとどまる**（同様に，PMDAの役割は必要に応じて疾病等報告により，収集された情報の整理を行うことにとどまる）．逆にいえば，

それだけ CRB の役割を重視した制度設計になっており，**委員会が研究の実施や中止の判断を担う実質的な主体となっている**[2]．とはいえ，CRB に期待される機能や役割の内実は，従来の治験審査委員会や倫理審査委員会と大きく変わるものではない．これら委員会は，いずれも研究対象者の権利・安全・福利の保護を目的として設置され，多様な立場から構成される委員の合議により 1 つの判断を下すことが求められる．国際的にも，委員会の果たすべき役割と基本的な考え方は共有されており，構成員の多様性や審査の独立性の確保については，各国で類似の規定が設けられている．また，後述するように委員会で審査すべきポイントも研究の種類を問わず，概ね共通である．

以下では，まず法の定める認定委員会の審査業務の特徴を確認し，厚労省が示している「臨床研究法の基本理念に基づく認定臨床研究審査委員会の審査の視点」[3]（以下，審査の視点）に即して，審査のポイントを解説する．

2. 審査の視点

1 審査業務

法が定める **CRB の審査業務は，「実施計画の新規申請・変更申請」「疾病等報告」，「定期報告」，「その他必要と認めるとき」の 4 つの場面において「意見を述べる」こと**である（法第 23 条）[4]．すなわち，新規申請があれば研究計画の倫理的・科学的妥当性を評価し，いったん承認したあとは，随時報告される有害事象（法では「疾病等」）や，定期報告される内容を審査し，研究継続の可否を判断する．また研究計画に変更があれば，その妥当性を判断する．これらの業務は従来の治験審査委員会や倫理審査委員会の業務と類似のものである．ただし，その一方で法に特徴的な審査プロセスもいくつか存在している．

2 特徴的な審査プロセス

1 評価書の提出

1 つ目は技術専門員の評価書を用いる点である．法では審査の専門性を担保するために疾患領域の専門家の評価書の提出を必須としている（そのほか，研究内容に応じて生物統計家や臨床薬理の専門家などの評価書が求めら

2 説明同意文書の審査

2つ目は，CRBが全施設共通の説明同意文書の審査を行う点である．法ではいわゆる「一括した審査」が必須になっているため，**従来のように，医療機関ごとの事情を踏まえた説明同意文書の作成とその審査は不要となる**（なお，各医療機関の実施体制の妥当性についてはCRBの審査対象ではなく，各医療機関の管理者が確認することとされている）．

3 承認，継続審査，却下の選択

3つ目は，**委員会の判断から「条件付き承認」がなくなり，「承認，継続審査，却下」のいずれかを選択する必要が生じている**点である．そのため，委員会当日に委員から実質的な指摘がなされた場合には，原則として「継続審査」となり，審査期間が長期化しやすい．なお，簡単な誤記など「臨床研究の実施に重要な影響を与えない」（規則第80条第4項）[5]場合については，事後的に「簡便な審査」が利用可能である（さらに「臨床研究法の施行等に関するQ&A（統合版）」の問5-29に該当する場合はCRB事務局の確認をもって審査に代えることができる）．これが従来の「条件付き承認」に近い．ただし現状ではCRBにより活用状況は異なっているため，研究者は申請した委員会に運用を確認しておく必要がある．これと関連して，いわゆる「迅速審査」もほぼ利用できないため，変更申請や疾病等報告，定期報告，統括報告書などすべてを委員会の場で合議により審査することになる．

3. 審査のポイント

以上を踏まえて，本項ではCRBの審査のポイントについて確認しておきたい．ただし，前述したように，ポイント自体は法とそれ以外で大きな違いはない．実際，**「審査の視点」が依拠する臨床研究法の基本理念（規則第9条）**[5]**は，「人を対象とする医学系研究に関する倫理指針」の基本方針と同一であり，その内容は国際的にも共有されている**[6]．そのため，以下では「審査の視点」の項目に即してその要点を確認するにとどめる（なお，一般的な

臨床研究の審査のポイントの詳細については別稿[7]を参照のこと）．

1 社会的および学術的意義を有する臨床研究を実施すること

　いわゆる「社会的価値（social value）」に関する項目である[9]．「審査の視点」では「医療や公衆衛生の改善に資する研究成果が得られる見込みがある」，「先行研究との関係で新規性・独創性を有している」という2つのチェック項目が設けられている．基本理念との関係では，前者が概ね「社会的意義」，後者が「学術的意義」に該当し，一般的には研究計画書の「背景」に記載される内容である．このうち，臨床研究の実施においては，とりわけ前者が厳しく問われる．いわば研究者が単に「知りたいだけ」，「やりたいだけ」ではなく，**将来の医療・医学に貢献する道筋を了解可能かが評価基準となる**．探索的な段階の研究であれば，どのような結果が出れば次の研究を行い，最終的になにをゴールとするのか，検証的な段階の研究であれば，その結果が真に医療現場を変えうるかを，研究者は明確に説明しなければならない．

2 臨床研究の分野の特性に応じた科学的合理性を確保すること

　前述の社会的価値が研究の「目的」にかかわる原則だとすれば，「科学的妥当性（scientific validity）」は，主に研究の「方法」にかかわる原則である．審査の視点では，研究デザイン，サンプルサイズの設定，対照群，医薬品の用法・用量の設定，検査項目などの適切さが直接関係するチェック項目として設けられている．そのうえで，臨床研究の実施の可能性（設備，人員，予算，研究期間などの妥当性など）と研究対象者の選定方針についても併せてこのセクションで評価することとなる．なお，「公正な研究対象者の選定（fair subject selection）」は，通常は科学的妥当性とは区別され，主に研究の「対象集団」にかかわる原則として独立に規定されている．具体的には，適格規準の妥当性の評価がこれに該当し，**科学的な妥当性のみならず，倫理的な視点からも研究対象となる集団の妥当性は吟味される必要がある**．

3 臨床研究により得られる利益および臨床研究の対象者への負担その他の不利益を比較考量すること

　以上，**1**と**2**において，研究目的・方法・対象の妥当性が吟味されたうえで，研究計画全体のリスク・ベネフィット評価が行われる．リスク・ベネフィット評価の手順は，一般的には①多様なリスクと利益の同定，②リスクの最小化，③リスクと利益の比較，の3つステップから構成される[9]．すなわち，まずは評価すべきリスクと利益がリストアップされたうえで，研究目的に到達するために必要最低限のリスクや負担となっているかが確認される．そのうえで，**最終的に期待される利益に照らしてリスクが適切なもの(reasonable)であるか否か，という判断がなされる(favorable risk-benefit ratio)**．なお，この判断の難しさは研究においては，日常診療とは異なり，リスクを負う人々と利益を得る人々が必ずしも一致しない点にある．言い換えれば，臨床研究におけるリスク・ベネフィット評価においては，「研究対象者に対するリスクや負担」と「社会に対する利益」という，単位の違うものを比較考量することが求められる点に注意したい．

4 臨床研究の対象者への事前の十分な説明を行うとともに，自由な意思に基づく同意を得ること（インフォームド・コンセント）

　研究全体のリスク・ベネフィット比率が適切だと確認されれば，その内容を研究対象者に伝え，研究参加の意向を確認するコミュニケーション・プロセスへの評価が行われる．「審査の視点」は，**研究対象者にとって，重要だと考えられる説明項目をあげるとともに，研究対象者の理解への配慮が行われているか，自発性の担保がなされているかについてもチェックするよう求めている**．インフォームド・コンセントに関する審議は一般的に説明文書の記載内容の整備に注力しがちであるが，各医療機関で説明を受けて同意する患者の置かれている「環境」や「文脈」も十分考慮されるべきである．

5 社会的に特別な配慮を必要とする者について，必要かつ適切な措置を講じること（社会的に特別な配慮を必要とする者が含まれる場合に限る．）

　この原則は，すべての臨床研究に該当するものではなく，いわゆる「社会的に弱い立場にある者（vulnerable population）」を対象とする研究のための追加の原則である．「審査の視点」では，「社会的に特別な配慮を必要とする者（同意能力を欠く者など）を研究対象とする理由が明確である（それ以外の対象者では達成できない重要な研究目的がある）」と「臨床研究の対象者の特徴に応じた適切な支援体制が用意されている」の2項目が立てられている．

　前者は一般的には「必要性要件（necessity requirement）」とよばれ，**当該弱者集団以外を対象として，研究することができない理由の説明を研究者に課すもの**である[10]．たとえば，小児を対象とする研究であれば，成人では実施できないことや，より年長の集団を対象とすることができない理由が説明される必要がある．これに対して，後者の項目は**当該集団の「弱さ」を研究者が分析し，その弱さを補うための具体的な手立てを用意することを求めるもの**である．たとえば，米国生命倫理諮問委員会は，研究対象者の「弱さ」を「知的・コミュニケーション能力とかかわる弱さ」，「施設収容とかかわる弱さ」，「関係の従属性による弱さ」，「医学的な弱さ」，「経済的な弱さ」，「さまざまな資源の欠乏」，「社会的な弱さ」の7つに分類することを提案している[11]．この枠組みに従えば，研究者は当該研究が対象とする集団固有の「弱さ」を特定したうえで，それを補うための配慮を準備することになる．

6 臨床研究に利用する個人情報を適正に管理すること

　研究対象者からの同意を得て，実際に研究が開始されたあとには患者からのデータが研究者に集まることになる．ここで重要になってくるのが患者データの保護であり，「審査の視点」では，「個人情報取得のための手続きが明確で適切である」，「個人情報の管理体制は十分である」，「臨床研究の対象者から個人情報開示等の求めに応じる体制が整備されている」の3つの項目が立てられている．なお，これらは通常は個々の研究ごとに用意されるというよりも，医療機関の体制として整備されるべきものであるが，**研究者としては常に「なにのために」，「どのような情報」が当該研究で必要なのかを明**

確に説明できるようにすべきである．また，多施設共同研究においては，**データの授受に際して十分なセキュリティが担保されている**ことも併せて確認しておきたい．

7 臨床研究の質および透明性を確保すること

それと同時に，開始された研究の質や信頼性確保のためには，利益相反（conflict of interest：COI）管理や試料・情報の管理や保管，モニタリング・監査といった項目も重要である．なかでも COI 管理は，法の成立の背景になった事案とも深くかかわっており，CRB の審査事項の1つとして明示されている[12]．具体的には，研究計画ごとに1つの COI 管理基準（様式 A）と参加医療機関分の COI 管理計画（様式 E）が CRB に提出され，その妥当性をCRB が判断することになる．とりわけ，**研究者が厚労省の推奨管理基準を採用していない場合や，管理計画において特徴的な記載がある場合には，慎重な審議が必要**である．

8 その他

最後に「その他」として，「審査の視点」では有害事象の対応と補償対応の適切さがあげられている．具体的な文言としては「臨床研究に関連する重篤な疾病等および不具合の対処方法が具体的に定められ，適切である」と「研究内容に照らして健康被害に対する補償の内容（医療費，医療手当，補償金）は妥当である」の2つがそれである．疾病等報告については法の定めに従い行われるため，前者については，研究計画ごとに大きな違いはないと考えられるが，後者については補償のために特別な措置をとらない場合から，医療費・医療手当・補償金すべてを用意する場合まで多岐にわたることが想定される．**特に CRB での慎重な審議が必要になるのは，補償措置を一切とらない場合である**．こうした研究については，すでに保険診療として広く行われている治療法を対象としており，研究参加に伴って研究対象者にリスクが増大するわけではないなど，補償措置をとらない理由が妥当かどうかを検討することが求められる．

以上，ここまで「審査の視点」に従って，CRB の審査のポイントを確認してきた．「視点」は概ね，研究の進捗とあわせたかたちで倫理的配慮の要点を網羅的に示しており，研究者にとっても申請前の「チェックリスト」とし

て活用できる．なお，適切な審査のためには研究者とCRBが審査のポイントを共有していることが必要であり，そのためには丁寧な研究者教育や委員教育が求められる．

■ 引用文献 ■
1) 藤原康弘，成川衛，田代志門ほか：臨床研究に関する国内の指針と諸外国の制度との比較．厚生労働科学研究費補助金（医療技術実用化総合研究事業）平成24年度総合研究報告書，2013．
2) 田代志門：日本における倫理審査委員会制度改革の動向，研究倫理指針から臨床研究法へ．医療と社会 28：79-91，2018．
3) 厚生労働省：臨床研究法（平成29年法律第16号）の基本理念に基づく認定臨床研究審査委員会の審査の視点（2018年4月20日）(https://www.mhlw.go.jp/file/06-Seisakujouhou-10800000-Iseikyoku/0000213094.pdf)．
4) 厚生労働省：臨床研究法(https://www.mhlw.go.jp/file/06-Seisakujouhou-10800000-Iseikyoku/0000163413.pdf)．
5) 厚生労働省：臨床研究法施行規則(https://www.mhlw.go.jp/file/06-Seisakujouhou-10800000-Iseikyoku/0000195391.pdf)．
6) 田代志門：研究倫理指針はどう変わったか，基本原則から理解する「人を対象とする医学系研究に関する倫理指針」．Clin Res Prof 50：28-34，2015．
7) 田代志門，松井健志：体系的な倫理審査を目指して，「倫理審査フローシート」の開発とその特長．北海道生命倫理研 4：1-17，2016．
8) 田代志門：倫理審査委員会の役割を再考する，被験者保護から社会的信頼へ．法哲学年報（2017：生命医学研究と法），有斐閣，2018．
9) 田代志門：臨床研究におけるリスク・ベネフィット評価．医のあゆみ 246：539-544，2013．
10) 田代志門：新しい倫理指針は精神看護研究に何を求めているのか，精神障害者の「ヴァルネラヴィリティ」を考える．日精保健看会誌 25：70-77，2016．
11) National Bioethics Advisory Commission: Ethical and policy issues in research involving human participants: report and recommendations. National Bioethics Advisory Commission, Bethesda, MD, 2001.
12) 田代志門：臨床研究法は臨床研究をどう変えるか，「臨床研究実施基準」とは．癌と化療 45：1011-1016，2018．

3

認定臨床研究審査委員会／厚生労働大臣への新規申請

国立がん研究センター中央病院臨床研究支援部門
研究企画推進部多施設研究支援室 室長
江場 淳子

POINT

- 新規申請では，単施設研究か多施設共同研究かによらず，1つの認定臨床研究審査委員会の審査を受けることが必須である．
- 認定臨床研究審査委員会で倫理的および科学的観点で研究内容の妥当性が判断されるため，その後の実施医療機関の管理者の承認では，当該機関が実施体制を備えているかどうかの観点から承認を検討する．

新規申請

　臨床研究法（以下，法）に従う研究の新規申請では，図1の①から⑨までの9つのステップが必要となる（図1）．第3章-1（認定臨床研究審査委員会の要件と審査の手順）で述べられているように，法に従う臨床研究では，単施設研究であっても多施設共同研究であっても，1つの認定臨床研究審査委員会（certified review board：CRB）の審査を受けることが必須である．従来の「人を対象とする医学系研究に関する倫理指針」に従う研究では，研究責任者が研究機関の長に研究実施の許可を求め，研究機関の長が倫理審査委員会へ諮問したうえで，許可または不許可を決定するという流れであった．

　しかし，法では，研究責任医師（研究代表医師）は，指針でいうところの「研究機関の長」に相当する「実施医療機関の管理者」に許可を求める前に，まずはCRBの意見を聴いてから，実施医療機関の管理者に許可を得るという流れとなっている（図2〜3）．

▶ 3 認定臨床研究審査委員会／厚生労働大臣への新規申請

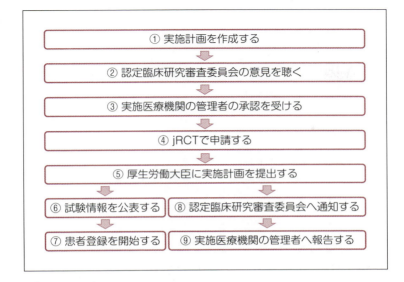

図1 新規申請に必要なステップ
新規申請では，主に①から⑨までの9つのステップが必要となる．

(筆者作成)

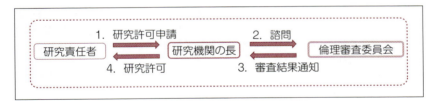

図2 新規申請の手続き「人を対象とする医学系研究に関する倫理指針」
「人を対象とする医学系研究に関する倫理指針」に従う研究では，研究責任者が研究機関の長に研究実施の許可を求め，研究機関の長が倫理審査委員会に諮問したうえで，許可または不許可を決定するという流れとなっている．

(筆者作成)

以下では，各ステップで必要な手続きについて説明する．なお，法に従う「特定臨床研究」以外の研究〔非特定臨床研究（いわゆる努力義務研究）〕では，⑤の厚生労働大臣に実施計画を提出する必要はない．

133

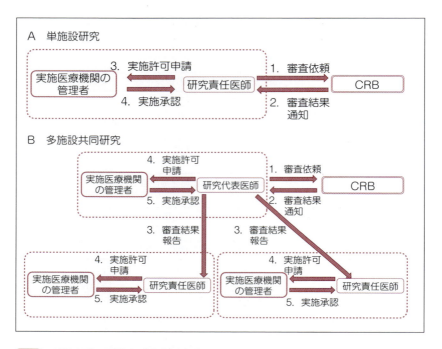

図3 新規申請の手続き「臨床研究法」

　臨床研究法では，単施設研究と多施設共同研究いずれも，研究責任医師（研究代表医師）は指針でいうところの「研究機関の長」に相当する「実施医療機関の管理者」に許可を求める前に，まずはCRBの意見を聴いてから，実施医療機関の管理者に許可を得るという流れとなっている．

(筆者作成)

1 実施計画を作成する

　実施計画の様式〔法規則[1)]（平成30年厚生労働省令第17号）の「様式第一」〕は，厚生労働省（以下，厚労省）のwebサイト「臨床研究法について」[2)]から入手することができる．

　jRCT（Japan Registry of Clinical Trials）とよばれる臨床研究実施計画・研究概要公開システムに公表されるもとの情報となるものである．jRCTとは，厚労省が整備するデータベースで，世界保健機関が公表を求める事項

や，その他の臨床研究のプロセスの透明性の確保，および国民の臨床研究への参加の選択に資する事項が記録される（規則第 24 条）[1]．指定の「様式第一」を用いることで，法第 5 条[3]において記載が求められている事項を網羅的に記載できる．

なお，実施計画は，「様式第一」（WORD）を用いて作成しても良いし，jRCT のシステム上で直接入力して一時保存し，入力画面を印刷して作成しても差し支えない．ただし，WORD で作成する場合は，**4** の jRCT 入力内容と齟齬がないように留意する必要がある．作成の際は，前述の厚労省の web サイトで公開されている「実施計画書き方モデル」，「jRCT 入力モデル」，および jRCT のサイトで公開されている操作マニュアルを参照するとよい．以下に実施計画で記載が求められる項目を示す（**図4**）．

① 氏名または名称及び住所ならびに法人にあっては，その代表者の氏名
② 特定臨床研究の目的および内容ならびにこれに用いる医薬品等の概要
③ 特定臨床研究の実施体制に関する事項
④ 特定臨床研究を行う施設の構造設備に関する事項
⑤ 特定臨床研究の実施状況の確認に関する事項
⑥ 特定臨床研究の対象者に健康被害が生じた場合の補償および医療の提供に関する事項
⑦ 特定臨床研究に用いる医薬品等の製造販売をし，またはしようとする医薬品等製造販売業者およびその特殊関係者の当該特定臨床研究に対する関与に関する事項

図4 実施計画で記載が求められる項目

（筆者作成）

2 認定臨床研究審査委員会の意見を聴く

実施計画を作成後，CRB の意見を聴こうとするときは，「新規審査依頼書」（**図5**，統一書式 2）[4]と，それに記載される書類を CRB へ提出する（規則 40 条）[1]．その他の CRB が求める書類や各書類の提出方法やファイル形式等については，CRB によって規定がある場合があるため，提出前に審査を依頼する CRB に確認することを推奨する．また，研究分担者リストには，統一書式 1 の研究分担医師リストを用いる．

▶ 第3章　認定臨床研究審査委員会の審査と厚生労働大臣への報告

資料名	作成年月日	版表示
□　実施計画（省令様式第1）		
	西暦　　年　　月　　日	
□　研究計画書		
	西暦　　年　　月　　日	
□　説明文書，同意文書		
	西暦　　年　　月　　日	
□　補償の概要（□説明文書に含む）		
	西暦　　年　　月　　日	
□　医薬品等の概要を記載した書類		
	西暦　　年　　月　　日	
□　疾病等が発生した場合の対応に関する手順書（□研究計画書に含む）		
	西暦　　年　　月　　日	
□　モニタリングに関する手順書（□研究計画書に含む）		
	西暦　　年　　月　　日	
□　監査に関する手順書　※作成した場合に限る．		
	西暦　　年　　月　　日	
□　利益相反管理基準（様式A）		
	西暦　　年　　月　　日	
□　利益相反管理計画（様式E）		
	西暦　　年　　月　　日	
□　研究分担医師リスト		
	西暦　　年　　月　　日	
□　統計解析計画書　※作成した場合に限る．		
	西暦　　年　　月　　日	
□　その他		
	西暦　　年　　月　　日	
	西暦　　年　　月　　日	

図5　統一書式2「新規審査依頼書」

（文献2より抜粋）

説明文書では,「予期される利益および不利益」として,それまでにわかっている主な副作用等の主要なものを例示して説明するだけではなく,文書等で網羅的に示すこととされている〔通知2.-(45),第46条第3号関係〕5).しかし,すべての副作用を羅列した場合,説明の内容が難解になることもある.その場合には,説明文書本体では主要な副作用を説明するにとどめ,網羅的な記載は,必要時に参照する別紙に分けて記載する等の工夫が必要である.また,特にがんの臨床研究等で研究期間が長くなる場合には,研究中に既知の副作用等が変わる可能性もあるため,随時,医薬品・医療機器の最新の添付文書を参照することを説明に含めるなど,最新かつ正確な情報を提供するための方法が必要である.

　また,「説明文書,同意文書」の様式については,従来の指針に従い多施設共同研究として実施する場合は,各研究機関の指定の書式に従って書き換えて用いられることも多かった.しかし,臨床研究法では各実施医療機関の説明および同意に関する記載内容が一致するように,1つの研究で用いられる説明文書および同意文書の様式は,実施医療機関ごとに固有の事項(研究責任医師名や相談窓口の連絡先等)以外の内容は共通としなければならない〔通知2.-(11),規則第14条第1号から第18号まで関係⑰(ア)〕5).

3 実施医療機関の管理者の承認を受ける

　CRBの意見を聴いたあとに,研究責任医師(特定臨床研究を多施設共同研究として実施する場合は,研究代表医師およびすべての実施医療機関の研究責任医師)は,CRBへ提出した書類,および実施医療機関の管理者が求めるその他の書類を提出して,研究の実施の可否について,当該実施医療機関の管理者の承認を受けなければならない(規則第40条)1).その際,**実施医療機関の管理者は,当該臨床研究を適切に実施する実施体制を備えているか等の観点から承認を検討する**こととされている〔通知2.-(39),規則第40条第2項関係〕5)ことに留意して,各実施医療機関内で承認に必要な手続きを検討する必要がある.従来の指針に従う多くの研究では,各医療機関の倫理審査委員会ごとに倫理的および科学的観点から研究内容の妥当性が判断され,特に多施設共同研究の場合は各研究機関で重複して審査が行われてきたことになる.

　しかし,法では,各研究機関の倫理審査委員会を厚労省が認定するCRBに集約し,審査の質の担保および効率化を実現する仕組みが実現されてい

る．法に従う実施医療機関の管理者の承認を受ける手続きでは，機関内の従来の枠組みをそのまま利用しようとする例が散見されるが（例：CRB の審査後に，改めて各実施医療機関での倫理審査委員会審査を行ったうえで管理者が許可を出すなど），法の趣旨を理解して，必要な手続きを整備することが推奨される．なお，多施設共同研究では，実施医療機関によって管理者の承認を得る手続きが異なるため，承認が得られるまでの期間に違いがある．そのため，すべての実施医療機関の管理者の許可が得られていなくても，一部の実施医療機関の管理者の承認が得られた時点で，次の **4** 以降を進めることができる〔Q&A（統合版），問 2-3〕[6]．

4 jRCT で申請する

実施医療機関の管理者の承認が得られたら，研究責任医師（多施設共同研究の場合は研究代表医師）は，jRCT 上で「当該特定臨床研究に対する管理者の許可の有無」，認定臨床研究審査委員会の「承認日」，「審査結果」等の承認情報，「契約締結日」等の必要情報の入力を行い，「申請」ボタンを押して申請する．申請後は，jRCT ログイン後のトップ画面にて，「ステータス」が「登録申請中」となっていることを確認する．なお，多施設共同研究で，一部の実施医療機関の管理者の承認が得られた時点で実施計画の提出を進める場合は，まだ承認が得られていない実施医療機関の管理者の「当該特定臨床研究に対する管理者の許可の有無」欄は「なし」を入力して申請する〔Q&A（統合版），問 2-3〕[6]．

5 厚生労働大臣に実施計画を提出する

特定臨床研究では，jRCT で申請後，jRCT 上で「届出書出力」ボタンを押して実施計画の提出様式（PDF）をダウンロードして印刷し，所定欄に研究責任医師（多施設共同研究の場合は研究代表医師）の押印後，厚生労働大臣（以下，厚労大臣；実際には**実施計画の審査を行った CRB の所在地を管轄する地方厚生局**）に実施計画を郵送して提出する〔通知 2.-(35)，規則第 39 条第 1 項関係〕[5]．その際，CRB から受領した審査結果通知書（統一書式 4）や，その他の実施計画に添付する別紙（たとえば，説明同意文書等）も併せて提出する．非特定臨床研究では地方厚生局への郵送は不要である．

6 試験情報を公表する

特定臨床研究では，実施計画が地方厚生局（厚労大臣）により受理されるとjRCTで公表される．非特定臨床研究では，**4** で申請が完了するとjRCTで公表される．この公表日が当該臨床研究の「開始日」となる〔通知2.-(24)，第24条第1項関係〕[5]．なお，非特定臨床研究を実施する場合も，jRCTに記録することにより，情報を公表しなければならない〔通知2.-(24)，第24条第1項関係〕[5]とされており，jRCT以外の国内の他の臨床研究登録機関のデータベースや海外の臨床研究登録機関のデータベース等に記録し公表しても，法に従う「公表」を行ったことにはならない〔Q&A(統合版)，問3-17〕[6]．

7 患者登録を開始する

試験情報がjRCTに公表されたことを確認し，患者登録を開始する．公表日が臨床研究の開始日となるため，公表されるまでは説明・同意取得を開始しないよう注意しなければならない〔Q&A(統合版)，問3-16〕[6]．

8 認定臨床研究審査委員会へ通知する

5 で地方厚生局（厚労大臣）に実施計画を提出したら，研究責任医師（多施設共同研究の場合は研究代表医師）は，速やかに*その旨をCRBに通知しなければならない（規則第39条）[1]．

＊：施行規則では，実施計画を提出したら，速やかに通知しなければならないとされているが，提出後に地方厚生局等から提出書類について疑義照会や修正が求められる可能性もあるため，本書では実施計画が受理されてjRCTで公表された後の手順として記載した．

9 実施医療機関の管理者へ報告する

さらに，研究責任医師（多施設共同研究の場合は研究代表医師）は，地方厚生局（厚労大臣）に実施計画を提出したら，速やかに*実施医療機関の管理者にも報告しなければならない．また，多施設共同研究では，研究代表医

師はその旨を他の実施医療機関の研究責任医師に情報提供し，研究代表医師から情報提供を受けた他の研究責任医師は，速やかに当該情報提供の内容を各実施医療機関の管理者に報告しなければならない（規則第 39 条）[1]．

＊：**8** と同様に，本書では実施計画が受理され，jRCT で公表後の手順として記載した．

■ 引用文献 ■
1) 厚生労働省：臨床研究法施行規則（平成 30 年 2 月 28 日）(https://www.mhlw.go.jp/web/t_doc?dataId=80ab6260&dataType=0&pageNo=1).
2) 厚生労働省：臨床研究法について (https://www.mhlw.go.jp/stf/seisakuni-tsuite/bunya/0000163417.html).
3) 厚生労働省：臨床研究法 (http://elas.e-gov.go.jp/search/elawsSearch/elaws_search/lsgo500/detail?lawId=429AC0000000016).
4) 厚生労働省医政局研究開発振興課：臨床研究法の統一書式について (https://www.mhlw.go.jp/content/10800000/000495773.pdf).
5) 厚生労働省：臨床研究法施行規則の施行等について（平成 30 年 2 月 28 日）(https://www.mhlw.go.jp/file/06-Seisakujouhou-10800000-Iseikyoku/0000202843.pdf).
6) 厚生労働省医政局研究開発振興課：臨床研究法の施行等に関する Q&A（統合版）について（令和元年 11 月 13 日）(https://www.mhlw.go.jp/content/10800000/000566065.pdf).

4

認定臨床研究審査委員会／厚生労働大臣への変更申請

国立がん研究センター中央病院臨床研究支援部門
研究企画推進部多施設研究支援室 室長
江場 淳子

POINT

- 実施計画の変更の有無によって手続きが異なり，実施計画に変更がある場合は jRCT での申請や厚生労働大臣への提出が必要である．
- 進捗状況の変更以外の実施計画の変更（軽微な変更を除く）は，変更前に厚生労働大臣への提出が必要である．

変更申請

　研究開始後に，新規申請で認定臨床研究審査委員会（certified review board：CRB）へ提出した実施計画等の書類の記載内容に変更が生じる場合，主に図1の①〜⑨までの9つのステップが必要となる．

　実施計画に変更がある場合，特定臨床研究では（⑤厚生労働大臣に変更後の実施計画を提出する）以降のステップが必要となるが（法第6条）[1]，臨床研究法に従う非特定臨床研究（いわゆる努力義務研究）では⑤，⑧，⑨は不要であり，特定臨床研究か非特定臨床研究かによらず実施計画に変更がない場合は④，⑤，⑥，⑧，⑨は不要である〔施行通知2.−(40)規則第41条関係〕[2]．

　たとえば，以下の（例1）〜（例5）のいずれかの変更が生じる場合は実施計画の変更が必要となる．また，（例6），（例7）も実施計画の変更が必要となる可能性があるが，②で CRB の意見を聴いたうえで，実施計画の変更がない場合には④，⑤，⑥，⑧，⑨は不要となる．

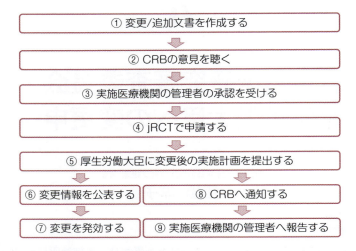

図1 変更申請に必要なステップ
　研究開始後に，新規申請でCRBへ提出した実施計画等の書類の記載内容に変更が生じる場合，主にこの①から⑨までの9つのステップが必要となる．

(筆者作成)

- （例1）　進捗状況の変更時，第1症例登録時
- （例2）　研究責任医師の変更
- （例3）　実施医療機関の管理者や問合わせ先の変更
- （例4）　実施医療機関の変更（実施医療機関の追加，入れ替え）
- （例5）　主要評価項目報告書の作成，提出時（第2章-5を参照）
- （例6）　研究計画書の変更
- （例7）　利益相反管理基準または利益相反管理計画の変更

　特定臨床研究における**厚生労働大臣への実施計画の変更の提出期限は**，「進捗状況の変更」と「それ以外の変更」の2つに場合分けされており，「進捗状況の変更」は変更後遅滞なく，「それ以外の変更」は変更前に行う必要がある（規則第41条）[3]．実施計画の「進捗状況の変更」とは，臨床研究実施計画・研究概要公開システム（Japan Registry of Clinical Trials：jRCT[4]，第3章-3を参照）で公表される以下のいずれかから選択される情報の変更で

ある〔通知2.-(41), 規則第41条第1号関係〕[2]。

前述で例示した（例1）の第1症例登録時も，この進捗状況の変更と同様に，第1症例登録後，遅滞なく実施計画の変更を行う必要がある（様式第一留意事項）．

（ア）募集前（Pending）：どの実施医療機関でもまだ募集をしていない
（イ）募集中（Recruiting）：現在臨床研究の対象者の募集をしている
（ウ）募集中断（Suspended）：募集が一時的に中断されている
（エ）募集終了（Not recruiting）：臨床研究は実施中であるが募集が終了している
（オ）研究終了（Complete）

つまり，特定臨床研究ではこの実施計画の「進捗状況の変更」以外は，変更前に厚生労働大臣へ実施計画の変更を提出しなければならないため，特に多施設共同研究においては，各実施医療機関の研究責任医師を通じて，研究代表医師へ変更の予定を速やかに通知する仕組み作りが必要となる．

また，実施計画の変更のうち，「軽微な変更」と定義される変更は，その変更の日から10日以内に，CRBに通知するとともに，厚生労働大臣に届け出なければならないとされ，CRBの意見を聴くことや③，⑧，⑨は求められていない（法第6条）[1]．しかし，この「軽微な変更」に該当する事項は以下の2つのみで，適用できる事例は非常に限定的である（規則第42条）[3]．

① 特定臨床研究に従事する者の氏名の変更であって，特定臨床研究を従事する者の変更を伴わないもの
② 地域の名称の変更または地番の変更に伴う変更＊
＊：所在地は変わらず，所在地の地域の名称の変更または地番の変更に伴うものをいう〔通知2.-(42), 規則第42条第2項関係〕[2]．

以下では，各ステップで必要な手続きについて説明する．

1 変更／追加文書を作成する

新規申請時にCRBへ提出した書類（3章-3および統一書式3「変更審査依頼書」の抜粋を参照）のうち変更／追加が必要な文書，および，「実施計画事項変更届書」〔規則（平成30年厚生労働省令第17号）の「様式第二」＊〕，「変更審査依頼書」（統一書式3）を作成する．「実施計画事項変更届書」と「変

更申請書」の様式は，厚生労働省のwebサイト「臨床研究法について」[5]から入手できる．

*：前述した軽微な変更に該当する場合は，「実施計画事項軽微変更届書」〔規則（平成30年厚生労働省令第17号）の「様式第三」〕を作成する．

変更文書	□ 実施計画（省令様式第1）
	（□ 主要評価項目報告書の提出）
	□ 研究計画書
	□ 説明文書，同意文書
	□ 補償の概要
	□ 医薬品等の概要を記載した書類
	□ 疾病等が発生した場合の対応に関する手順書
	□ モニタリングに関する手順書
	□ 監査に関する手順書
	□ 利益相反管理基準（様式A）
	□ 利益相反管理計画（様式E）
	□ 研究分担医師リスト
	□ 統計解析計画書
	□ その他（　　　　　　　　　　　　　）

図2 「変更審査依頼書」の抜粋

(統一書式3より引用)

2 認定臨床研究審査委員会の意見を聴く

❶で作成した書類をCRBへ提出して意見を聴く（規則第40条）[3]．

なお，変更申請の内容が臨床研究の実施に重要な影響を与えないと判断されるもの（臨床研究従事者の職名変更，進捗状況の変更等）である場合は，CRBの業務規程に定める方法により，簡便な審査等を行うことができるとされている〔規則第80条[3]，通知3.-(27)，規則第80条第4項関係[2]〕．これを受けて，たとえば，CRBの委員長が事前に確認する必要がないと認めたものについて，事前確認不要事項としてあらかじめ具体的に業務規程に定めることにより，CRBの事務局が確認することをもって承認したものとみなすこともできるとされている〔Q&A（統合版），問5-29）[6]．審査を依頼するCRBでこのような規程が設けられているか，また設けられている場合には，どのような事例が事前確認不要事項に該当するかは，認定臨床研究審査委員

会申請・情報公開システム（https://jrcb.niph.go.jp/）で公表されている業務規程を確認するか，CRB事務局へ直接問い合わせて確認するとよい．このような簡便な審査が可能となれば，臨床研究の実施に重要な影響を与えない変更内容については，迅速にCRBの承認を得て，変更手続きを進めることが可能となることが期待される．

3 実施医療機関の管理者の承認を受ける

　CRBの意見を聴いたあとに，研究責任医師（特定臨床研究を多施設共同研究として実施する場合は，研究代表医師およびすべての実施医療機関の研究責任医師）は，CRBへ提出した書類，および実施医療機関の管理者が求めるその他の書類を提出して，当該医療機関における実施計画等の変更について，管理者の承認を受けなければならない（法第6条，規則第40条）[2,3]．

　なお，多施設共同研究では，変更内容が自機関の臨床研究の実施に与える影響が乏しい場合（たとえば，他の実施医療機関の管理者の変更等）の実施医療機関の管理者の承認については，各実施医療機関においてあらかじめ手続きを定めておき，それに基づいて事後的に管理者の承認を受けるなど柔軟な対応も許容されている〔Q&A（統合版），問2-4〕[6]．

4 jRCTで申請する

　実施医療機関の管理者の承認が得られたら，研究責任医師（多施設共同研究の場合は研究代表医師）は，jRCTで必要情報の入力を行い「申請」ボタンを押して申請する．申請後は，jRCTログイン後のトップ画面にて，「ステータス」が「変更申請中」となっていることを確認する．

5 厚生労働大臣（地方厚生局）に変更後の実施計画を提出する

　特定臨床研究では，jRCTで申請後，jRCT上で「届出書出力」ボタンを押して実施計画の提出様式（PDF）をダウンロードして印刷し，所定欄に研究責任医師（多施設共同研究の場合は研究代表医師）の押印後，厚生労働大臣（実施計画の審査を行ったCRBの所在地を管轄する地方厚生局）に変更後の実施計画を郵送して提出する〔法第6条[1]，通知2.-(35)，規則第39第1項

関係[2]〕．その際，「実施計画事項変更届書」，CRB から受領した審査結果通知書（統一書式 4）や，その他の実施計画に添付する別紙（たとえば，説明同意文書など）とあわせて提出する．ただし，すでに厚生労働大臣に提出されている当該書類の内容に変更がないときは，その添付を省略することができる（法第 6 条）．非特定臨床研究（いわゆる努力義務研究）では地方厚生局への郵送は不要である．

6 変更情報を公表する

変更後の実施計画が地方厚生局（厚生労働大臣）により受理されると，jRCT に変更情報が公表される．非特定臨床研究では，4 で申請が完了すると jRCT で公表される．

7 変更を発効する

実施計画に変更がある場合は，jRCT への公表をもって変更内容を発効し，実施計画に変更がない場合は 3 の実施医療機関の管理者の承認が得られたら変更内容を発効する．

8 認定臨床研究審査委員会へ通知する

5 で地方厚生局（厚生労働大臣）に変更後の実施計画を提出したら，研究責任医師（多施設共同研究の場合は研究代表医師）は，速やかに（※）その旨を当該実施計画に記載された CRB に通知しなければならない〔法第 6 条[1]，規則第 39 条[3]〕．

※ 施行規則では実施計画を提出したら「速やかに」通知しなければならないとされているが，提出後に地方厚生局等から提出書類について疑義照会や修正が求められる可能性もあるため，本書では実施計画が受理されて jRCT で公表されたあとの手順として記載した．

9 実施医療機関の管理者へ報告する

さらに，研究責任医師（多施設共同研究の場合は研究代表医師）は，地方厚生局（厚生労働大臣）に実施計画を提出したら，速やかに（※）実施医療

機関の管理者に報告しなければならない．また，多施設共同研究では，研究代表医師はその旨を他の実施医療機関の研究責任医師に情報提供し，研究代表医師から情報提供を受けた他の研究責任医師は，速やかに当該情報提供の内容を各実施医療機関の管理者に報告しなければならない（法第6条，規則第39条）．

※ 前述の❽と同様に本書では実施計画が受理されてjRCTで公表されたあとの手順として記載した．

■ 引用文献 ■
1) 厚生労働省：臨床研究法（http://elaws.e-gov.go.jp/search/elawsSearch/elaws_search/lsg0500/detail?lawId=429AC0000000016#47）．
2) 厚生労働省：臨床研究法施行規則の施行等について（平成30年2月28日）（https://www.mhlw.go.jp/file/06-Seisakujouhou-10800000-Iseikyoku/0000202843.pdf）．
3) 厚生労働省：臨床研究法施行規則（http://elaws.e-gov.go.jp/search/elawsSearch/elaws_search/lsg0500/detail?lawId=430M60000100017）．
4) 臨床研究実施計画・研究概要公開システム（Japan Registry of Clinical Trials：jRCT）（https://jcrt.niph.go.jp）．
5) 厚生労働省：臨床研究法について（https://www.mhlw.go.jp/stf/Seisakunitsuite/bunya/0000163417.html）．
6) 厚生労働省医政局研究開発振興課：臨床研究法の施行等に関するQ&A（統合版）について（令和元年11月13日）（https://www.mhlw.go.jp/content/10800000/000566065.pdf）．

5 認定臨床研究審査委員会／厚生労働大臣への定期報告と研究の終了

国立がん研究センター中央病院臨床研究支援部門
研究企画推進部多施設研究支援室 室長
江場 淳子

POINT

- 特定臨床研究では，実施計画を厚生労働大臣に提出した日から起算して1年ごとに定期報告を行う必要がある．
- すべての評価項目のデータ収集期間が終了したら，1年以内に総括報告書およびその概要を作成し，研究を終了しなければならない．

1. 定期報告

　臨床研究法に従って実施する特定臨床研究では，**実施計画を厚生労働大臣に提出した日から起算して1年ごとに，当該日から2カ月以内**に，研究責任医師（多施設共同研究では研究代表医師）が，実施状況について**認定臨床研究審査委員会（certified review board：CRB）に報告し，CRBが意見を述べた日から1カ月以内に厚生労働大臣に報告しなければならない**（法第17〜18条，規則第59〜60条）[1,2]．定期報告には**図1**の①〜④までの4つのステップが必要となる．ただし，非特定臨床研究（いわゆる努力義務研究）では，④の厚生労働大臣への報告は不要である．

▶ 5 認定臨床研究審査委員会／厚生労働大臣への定期報告と研究の終了

```
① 定期報告書を作成し，実施医療機関の管理者に報告する
                    ↓
          ② CRBに報告する
         ↙              ↘
③ 実施医療機関の管理者へ報告する    ④ 厚生労働大臣に報告する
```

図1　定期報告に必要なステップ
定期報告を行うには，①から④までの4つのステップが必要となる．
(筆者作成)

1 定期報告書を作成し，実施医療機関の管理者に報告する

　定期報告では，研究責任医師（多施設共同研究では研究代表医師）は以下の事項を記載した定期報告書を作成し，自機関の管理者に報告しなければならない（**図2**）．

---
① 当該臨床研究に参加した臨床研究の対象者の数
② 当該臨床研究に係る疾病等の発生状況およびその後の経過
③ 当該臨床研究に係る省令または研究計画書に対する不適合の発生状況およびその後の対応
④ 当該臨床研究の安全性および科学的妥当性についての評価
⑤ 当該臨床研究に対する利益相反管理に関する事項

図2　定期報告書に掲載する内容
(筆者作成)

　定期報告に必要な「定期報告書」の様式（**図3**，通知 別紙様式3）[3]，統一書式5「定期報告書」（**図4**）[4] は，厚生労働省のwebサイト「臨床研究法について」[5] から入手することができる．

第3章 認定臨床研究審査委員会の審査と厚生労働大臣への報告

実施計画の実施計画番号			
研究名称			
平易な研究名称			
認定臨床研究審査委員会の名称（認定番号）			
認定臨床研究審査委員会による継続の適否			
報告期間			年　月　日　〜　年　月　日
臨床研究の対象者の数		予定症例数	例
	同意取得例数	報告期間における症例数	例
		累積症例数	例
	実施例数	報告期間における症例数	例
		累積症例数	例
		完了症例数	例
		中止症例数	例
	補償の対象となった件数（事象毎）		件
	法第13条に基づく疾病等報告件数（事象毎）		件

図3 通知 別紙様式3「定期報告書」

（文献3より抜粋）

実施計画番号 （jRCT 番号）	
研究名称	
報告期間	西暦　　年　　月　　日　～　西暦　　　年　　月　　日
添付資料	☐　研究計画書 ☐　説明文書，同意文書 ☐　補償の概要 ☐　医薬品等の概要を記載した書類 ☐　疾病等が発生した場合の対応に関する手順書 ☐　モニタリングに関する手順書 ☐　監査に関する手順書 ☐　利益相反管理基準（様式 A） ☐　利益相反管理計画（様式 E） ☐　研究分担医師リスト ☐　統計解析計画書 ☐　その他（　　　　　　　　　　　　　　　　）
実施状況	1　当該臨床研究に参加した臨床研究の対象者の数 2　当該臨床研究に係る疾病等の発生状況及びその後の経過 3　当該臨床研究に係るこの省令又は研究計画書に対する不適合の発生状況及びその後の対応 4　当該臨床研究の安全性及び科学的妥当性についての評価 5　当該臨床研究に対する第 21 条第 1 項各号に規定する関与（利益相反）に関する事項

図4　統一書式5「定期報告書」

・「疾病等の発生状況およびその後の経過」
　すでに報告および審査されているものも含め，臨床研究全体としての疾病等の発生状況を要約して簡潔に記載する〔通知 2.-(68)，規則第 59 条関係〕[3]．
・「安全性および科学的妥当性についての評価」
　疾病等の発生状況およびその後の経過，不適合事案の発生状況およびその後の対応等を含む臨床研究の実施状況，当該期間中に発表された研究報告等における当該臨床研究に用いる医薬品等に関連する有効または無効の情報を踏まえ，当該臨床研究の安全性および科学的妥当性についての評価について記載する〔通知 2.-(68)，規則第 59 条関係〕[3]．
・「利益相反管理状況」の詳細は「第 2 章-3．利益相反の管理」を参照．

（文献 4 より抜粋）

2 認定臨床研究審査委員会に報告する

　定期報告書を作成したら，すでにCRBに提出している書類（第3章-3-2参照）のうち，CRBが最新版を有していない書類があれば当該書類を添付して，CRBに報告する（法第17条，規則第59条）[1,2]．

3 実施医療機関の管理者へ報告する

　研究責任医師（多施設共同研究の場合は研究代表医師）は，CRBへの定期報告を行ったら，速やかに実施医療機関の管理者に報告しなければならない．また，多施設共同研究では，研究代表医師はその旨を速やかに他の実施医療機関の研究責任医師に情報提供し，研究代表医師から情報提供を受けた他の研究責任医師は，速やかに当該情報提供の内容を各実施医療機関の管理者に報告しなければならない（規則第59条）[2]．

4 厚生労働大臣（地方厚生局）に報告する

　特定臨床研究では，CRBから当該特定臨床研究の継続の適否についての意見を得た日から起算して1カ月以内に，「定期報告書」（施行通知 別紙様式3）[3]を厚生労働大臣（実施計画の審査を行ったCRBの所在地を管轄する地方厚生局）に提出する（法第18条，規則第60条）[1,2]．

2. 研究の終了

すべての評価項目に係るデータの収集を行うための期間が終了して研究を終了するには**図5**の①から⑤までの5つのステップが必要となる．ただし，非特定臨床研究では④のうち厚生労働大臣への提出は不要である．

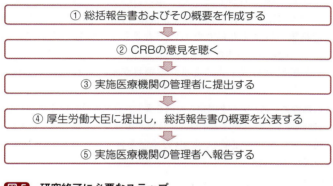

図5 研究終了に必要なステップ
　すべての評価項目に係るデータの収集を行うための期間が終了して研究を終了するには，①から⑤までの5つのステップが必要となる．

(筆者作成)

1 総括報告書およびその概要を作成する

　研究責任医師（多施設共同研究では研究代表医師）は，すべての**評価項目に係るデータの収集を行うための期間が終了したら，原則として，その日から 1 年以内（※）に総括報告書**（臨床研究の結果等を取りまとめた文書）**およびその概要を作成しなければならない．**総括報告書とその概要について指定の書式はなく，施行通知では，総括報告書の概要は臨床研究実施計画・研究概要システム（Japan Registry of Clinical Trials：jRCT）（3 章-3 参照）における研究結果の概要を登録したものでも差し支えないとされているが〔通知 2.-(27)〕[3]，後述する CRB や厚生労働大臣への提出の際に必要となる「終了届書」（通知　別紙様式 1）[3] に含まれる項目が網羅されるように作成するとよい．

　※　以下の例のように，データ固定に時間を要し，評価項目に係るデータの収集を行うための期間が終了した日から 1 年以内の作成が困難である場合は，研究計画書に予定作成時期をあらかじめ記載し，CRB の承認を得て対応することは許容される〔Q&A（統合版），問 3-18〕[6]．
- 実施医療機関や症例数が多い場合
- 評価項目が多くデータ数が膨大な場合
- 海外からのデータ収集を要する場合

2 認定臨床研究審査委員会の意見を聴く

　総括報告書とその概要を作成したら，「終了届書」（図 6，通知　別紙様式 1）[3]，統一書式 12「終了通知書」を添付して CRB の意見を聴く．「終了届書」，「終了通知書」の様式は，厚生労働省の web サイト「臨床研究法について」[5] から入手できる．

▶ 5 認定臨床研究審査委員会／厚生労働大臣への定期報告と研究の終了

1 臨床研究の名称等

①	実施計画の実施計画番号	
②	研究名称	
③	平易な研究名称	
④	認定臨床研究審査委員会の名称（認定番号）	

2 臨床研究結果の要約

⑤	観察期間終了日 Completion date	
⑥	実施症例数 Result actual enrolment	
⑦	臨床研究の対象者の背景情報 Baseline characteristics	
⑧	臨床研究のデザインに応じた進行状況に関する情報 Participant flow	
⑨	疾病等の発生状況のまとめ Adverse events	
⑩	主要評価項目および副次評価項目のデータ解析および結果 Outcome measures	
⑪	簡潔な要約 Brief summary	
⑫	公開予定日	
⑬	結果に関する最初の出版物での発表日 Date of the first journal publication of results	
⑭	結果と出版物に関するURL（複数可） URL hyperlink(s) related to results and publications	

3 IPD（individual clinical trial participant-level data）シェアリング（匿名化された臨床研究の対象者単位のデータの共有）

⑮	IPDデータを共有する計画 Plan to share IPD	□あり　　□なし　　□未定
⑯	計画の説明 Plan description	

図6　通知 別紙様式1「終了届書」の抜粋

（文献5より抜粋）

実施計画番号 （jRCT 番号）	
研究名称	
添付資料	☐　総括報告書 ☐　総括報告書の概要 ☐　その他（　　　　　　　　　　　　　　　　　）
記録保管の期間	認定臨床研究審査委員会において保存中の資料につきましては，次に掲げる期間は保管をお願いします． ☐　終了日（jRCT の公表日）より 5 年 ☐　前項以降（　　　年　月　日：理由　　　　　　　　　）

図7 統一書式 12「終了通知書」

（文献 4 より抜粋）

3 実施医療機関の管理者に提出する

　研究責任医師（多施設共同研究の場合は研究代表医師）は，CRB が意見を述べた日から遅滞なく速やかに，総括報告書およびその概要を実施医療機関の管理者に提出しなければならない．また，多施設共同研究の場合は，研究代表医師はその旨を他の研究責任医師に情報提供し，研究代表医師から情報提供を受けた他の研究責任医師は，速やかに，当該情報提供の内容を各実施医療機関の管理者に報告しなければならない（規則第 24 条）[2]．

4 厚生労働大臣（地方厚生局）に提出し，総括報告書の概要を公表する

　特定臨床研究では，CRB が意見を述べた日から起算して 1 カ月以内に，総括報告書の概要に図8 の 1～4 を添えて，厚生労働大臣（実施計画の審査を行った CRB の所在地を管轄する地方厚生局）に提出し，jRCT で公表しなければならない（規則第 24 条）．総括報告書の概要が jRCT で公表された日が研究終了日となる．なお，非特定臨床研究では地方厚生局（厚生労働大臣）への提出は不要である．

　なお，総括報告書の概要の公表について，当該研究成果を論文等で公表す

> 1. 終了届書（課長通知 別紙様式1）
> 2. 終了通知書（統一書式12）
> 3. 研究計画書（研究実施期間中に改訂があった場合は最終の改訂版とし，最終の説明文書を含むこと）*
> 4. 統計解析計画書（作成した場合のみ）*
>
> *：研究計画書，統計解析計画書は公表の対象となるが，研究計画書の個人情報保護や知的所有権の保護の観点から公表を留保する必要のある部分については，当該部分の内容がわからないように墨塗り，被覆等を行ったうえで公表することとしても差し支えない．

図8 総括報告書に添える文書

(筆者作成)

る場合は，CRBに論文投稿中の旨を報告したうえで，当該論文等の公表後としても差し支えないとされている．ただし，この場合も地方厚生局（厚生労働大臣）への届出・報告は期限内に行い，届出・報告時に公表時期について申し出なければならない．そして，研究論文等が公表されたら，ただちに総括報告書の概要を公表することとし，総括報告書の概要の公表にあたっては，地方厚生局（厚生労働大臣）への届出の際に「終了届書」（施行通知 別紙様式1)[3]で未記入で提出した項目（「結果に関する最初の出版物での発表日」および「結果と出版物に関するURL」）について，jRCTに記録したうえ公表しなければならない〔通知2.−(27) 規則第24条第4項関係〕[3]．また，このように総括報告書の概要の公表を，論文公表後とした場合は，「研究終了日」は，総括報告書の概要を地方厚生局（厚生労働大臣）に提出した日になる〔Q&A(統合版)，問3-19〕[6]．

5 実施医療機関の管理者へ報告する

　研究責任医師（多施設共同研究の場合は研究代表医師）は，総括報告書の概要を地方厚生局（厚生労働大臣）に提出し，jRCTで公表されたら，速やかに実施医療機関の管理者に報告しなければならない．

　また，多施設共同研究では，研究代表医師がほかの実施医療機関の研究責任医師に情報提供し，研究代表医師から情報提供を受けた他の研究責任医師

は，速やかに当該情報提供の内容を各実施医療機関の管理者に報告しなければならない（規則第24条）[2]．

■ 引用文献 ■
1) 厚生労働省：臨床研究法（http://elaws.e-gov.go.jp/search/elawsSearch/elaws_search/lsg0500/detail?lawId=429AC0000000016#47）．
2) 厚生労働省：臨床研究法施行規則（http://elaws.e-gov.go.jp/search/elawsSearch/elaws_search/lsg0500/detail?lawId=430M60000100017）．
3) 厚生労働省：臨床研究法施行規則の施行等について（平成30年2月28日）（https://www.mhlw.go.jp/file/06-Seisakujouhou-10800000-Iseikyoku/0000202843.pdf）．
4) 厚生労働省：臨床研究法の統一書式について（https://www.mhlw.go.jp/content/10800000/000495773.pdf）．
5) 厚生労働省：臨床研究法について（https://www.mhlw.go.jp/stf/seisakunitsuite/bunya/0000163417.html）．
6) 厚生労働省医政局研究開発振興課：臨床研究法の施行等に関するQ&A（統合版）について（令和元年11月13日）（https://www.mhlw.go.jp/content/10800000/000566065.pdf）．

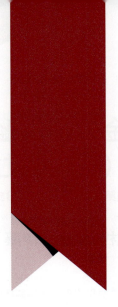

第 4 章

研究資金と罰則

1

研究資金の提供と情報公開
（契約含む）

法第4章，第32，33条関連

日本製薬工業協会
北村 和生，伊藤 国夫

> **POINT**
> - 研究資金等の流れを透明化することは臨床研究法の重要な目的の1つ．
> - このため，法第4章では，研究資金等を提供する医薬品等製造販売業者の責務として，第32条で「契約の締結」に関する事項，第33条で「研究資金等の提供に関する情報等の公表」について規定している．
> - この第32〜33条は，ともに資金の流れを明確にするために重要な条文であり，それぞれが独立したものではなく，密接に関連した事項となっている．

1. 研究資金等の提供に関する情報等の公表

> （研究資金等の提供に関する情報等の公表）
> 　第33条　医薬品等製造販売業者又はその特殊関係者は，当該医薬品等製造販売業者が製造販売をし，またはしようとする医薬品等を用いる特定臨床研究についての研究資金等の提供に関する情報のほか，特定臨床研究を実施する者または当該者と厚生労働省令で定める特殊の関係のある者に対する金銭その他の利益（研究資金等を除く．）の提供に関する情報であってその透明性を確保することが特定臨床研究に対する国民の信頼の確保に資するものとして厚生労働省令で定める情報について，厚生労働省令で定めるところにより，インターネットの利用その他厚生労働省令で定める方法により公表し

なければならない．

　研究資金等を提供する医薬品等製造販売業者，またはその特殊な関係者には，提供した研究資金等に関する情報のほか，研究責任医師の所属する施設への寄附金や研究責任医師に業務依頼した際の報酬についてもインターネット上にて公表することが義務づけられている．ここでいう医薬品等製造販売業者との「特殊な関係者」とは，医薬品等製造販売業者の子会社（国内外）を指しており，親会社やグループ会社などは含まれない．

　公表は，医薬品等製造販売業者の毎事業年度終了後1年以内に行うこととされており，公表する期間は公表後5年間．通知において「5年間を超えても差し支えない」となっていることより，少なくとも5年間以上公表されることとなる〔規則第91条（公表時期），通知4.−(6)−①〕[1,2]．また，公表方法については，「インターネットの利用によるもの以外は認められない」とされている〔通知4.−(3)，法第33条関係②〕[2]．

　なお，「寄附金」および「原稿執筆および講演その他の業務に対する報酬」については，特定臨床研究終了後2年間の公表義務が課せられている．これは，特定臨床研究終了後，論文化される段階において，不適切な金銭授受により研究結果が曲げられるリスクを回避し，利益相反（conflict of interest：COI）を適切に管理することを目的としている．

　各公表項目それぞれに要求されている公表事項は，**表**のとおりである[4]．公表対象となるのは，平成30（2018）年10月1日以降に開始される新規事業年度の支払いからという経過措置がとられている．事業年度は，各事業者によって異なるため，公表開始時期は，医薬品等製造販売業者ごとに異なる．

1 研究資金等

　ここでいう研究資金等とは，「臨床研究実施のための資金」を指しており，物品の提供は含まれないが，直接的な研究資金のほかに施設管理費等の間接的な費用は含まれる．

　「研究資金等」について，公表が求められている事項は，「①厚生労働省が整備するデータベースに記録される識別番号」，「②提供先」，「③実施医療機関」，「④各特定臨床研究における研究の管理等を行う団体および実施医療機関ごとの契約件数」，「⑤各特定臨床研究における研究の管理等を行う団体及び実施医療機関ごとの研究資金等の総額」となっている〔規則第90条（公表

表 研究資金等の提供に関する公表項目と公表事項

項目	公表事項
研究資金等	・厚生労働省が整備するデータベースに記録される識別番号 ・提供先 ・実施医療機関 ・各特定臨床研究における研究の管理等を行う団体および実施医療機関ごとの契約件数 ・各特定臨床研究における研究の管理等を行う団体および実施医療機関ごとの研究資金等の総額
寄附金	・提供先 ・提供先ごとの契約件数 ・提供先ごとの提供総額
原稿執筆および講演その他の業務に対する報酬	・業務を行う研究責任医師の氏名 ・研究責任医師ごとの業務件数 ・研究責任医師ごとの業務に対する報酬の総額

(文献 1 の施行規則をもとに筆者作成)

する情報)(ⅰ)〕[1].

　前述のとおり,実施医療機関においては,医薬品等製造販売業者との間に直接的な契約関係がなく,直接資金提供を受けていない場合であっても,特定臨床研究の管理等を行う団体や医療機関等を経由して提供された資金について,その研究資金の総額が実施医療機関名とともに公表されることになる.このため,研究代表医師または特定臨床研究を管理する団体等は,間接的に研究資金を分配した臨床研究実施医療機関名および実施医療機関ごとの研究責任医師名等,その他研究資金等に関する情報の公表に必要な情報を,研究資金提供者である医薬品等製造販売業者に提供する必要がある.また,この場合の「特定臨床研究の管理を行う団体」は,研究資金等の提供先として公表の対象となる.ここでいう「特定臨床研究の管理を行う団体」とは,実施医療機関が指定した場合など,医薬品等製造販売業者が実施医療機関に対して研究資金等を直接提供できない場合に当該実施医療機関における研究資金等を管理する法人をいう.

2 寄附金

　わが国においては，奨学寄附金という仕組みが存在しているため，研究責任医師が特定臨床研究以外の目的で得た奨学寄附金を特定臨床研究資金として流用してしまうことが起こりうる状況にある．このような研究資金の流れが不透明になる事態の発生を避けるため，研究資金等の提供者である医薬品等製造販売業者には，研究責任医師が所属する機関に対し拠出した寄附金を特定臨床研究に関連づけて公表することが求められている．

　「寄附金」について公表される事項は，「①提供先」，「②提供先ごとの契約件数」，「③提供先ごとの提供総額」の3点である〔規則第90条（公表する情報）（ⅱ）〕[1]．

　研究責任医師が所属する機関には，医療機関の上位組織に該当する大学なども含まれるが，特定臨床研究を実施する研究責任医師に提供されないことが確実であると認められるものは除外される．当然，研究責任医師側にも寄附金として受領した資金を特定臨床研究のための資金として流用しないことが求められているが，やむをえない事情で，一時的に寄附金を流用せざるをえない場合は，速やかに医薬品等製造販売業者に連絡し，契約締結によって研究資金等の提供を受ける必要がある．また，医薬品等製造販売業者からの資金提供を受けていないことで特定臨床研究に該当していなかった臨床研究において，当該医薬品の医薬品等製造販売業者から受領した寄附金をその研究資金として流用した場合，当該臨床研究は，その時点から特定臨床研究に該当することになる．したがって，実施計画の変更届等適切な手続きが必要となる．

※参考

　公益財団法人等が，医薬品等製造販売業者等からの寄附金を財源として，研究者の支援事業を行う場合がある．このような資金による援助を受けて実施する臨床研究であっても，結果として，寄附等を行った医薬品等製造販売業者が製造販売をし，またはしようとする医薬品等を用いる臨床研究の研究資金等として提供された場合も特定臨床研究に該当する．ただし，以下の要件をすべて満たす場合に限っては，特定臨床研究のうち，「医薬品等製造販売業者等から研究資金を受けて実施する臨床研究」には該当しない．

> (ア) 法人が，当該法人が行う資金提供が不特定多数の者の利益の増進に寄与することを主たる目的である旨を当該法人の有するwebサイト等で公表していること
> (イ) 公募対象となる研究課題が実質的に特定の医薬品等製造販売業者の医薬品等に限定されていないこと
> (ウ) 公募対象となる研究者等が実質的に特定の研究者又は特定の医療機関に限定されていないこと
> (エ) webサイトによって公募を行うなど，公募の機会が一般に開かれていること
> (オ) 助成の選考が公正に行われること
> (カ) 専門家など選考に適切な者が選考に関与していること
> (キ) 資金提供をした対象者，内容等を公表していること
> (ク) 法人が資金提供をした対象者から，当該資金提供によって実施された臨床研究の成果についての報告を得ること
> (ケ) 法人が以上(ア)〜(ク)を満たしている旨を当該法人の有するウェブサイト等で公表していること
>
> 〔通知4.-(4)，規則第89条関係⑤参照〕[2]

3 原稿執筆および講演その他の業務に対する報酬

　臨床研究法（以下，法）では，研究責任医師（研究代表医師）のCOI管理として医薬品等製造販売業者から得る個人的な報酬に関する管理基準を設けることを要請しているが，医薬品等製造販売業者に対しては，原稿執筆料や講演等の委託業務の対価として支払われる報酬についても，特定臨床研究に関連する費用として，その情報の公表が求められている．

　公表事項は，「①業務を行う研究責任医師の氏名」，「②研究責任医師ごとの業務件数」，「③研究責任医師ごとの業務に対する報酬の総額」となっており，特定臨床研究実施期間中から，特定臨床研究終了後2年以内に提供された報酬が対象となる．ただし，講演等の委託業務に伴って発生する交通費や会場費などの情報提供関連費や接遇費，労務提供，物品については公表の対象外である．また，医薬品等製造販売業者による公表は，各企業の事業年度合計で公表される．企業の事業年度は企業ごとにさまざまであり，研究責任

医師側の管理する期間（年度）と差異が生じている場合がある．したがって，研究責任医師によるCOI管理上の金額と医薬品等製造販売業者の公表する情報が一致しない場合もありえる．

2. 「契約の締結」について

> （契約の締結）
> 　第32条　医薬品等製造販売業者またはその特殊関係者は，特定臨床研究を実施する者に対し，当該医薬品等製造販売業者が製造販売し，またはしようとする医薬品等を用いる特定臨床研究についての研究資金等の提供を行うときは，当該研究資金等の額および内容，当該特定臨床研究の内容その他厚生労働省令で定める事項を定める契約を締結しなければならない．

　臨床研究実施のため，臨床研究で評価する医薬品の当該医薬品等製造販売業者から資金を受領（支援）する場合は，この法第32条で規定されている契約を医薬品等製造販売業者と研究者（あるいは資金管理団体）で締結する必要がある．また，契約項目も施行規則で以下の13項目が定められている．

> 規則第88条（契約で定める事項）
> 　法第32条の厚生労働省令で定める事項は，次に掲げるものとすること．
> ① 契約を締結した年月日
> ② 特定臨床研究の実施期間
> ③ 研究資金等の提供を行う医薬品等製造販売業者またはその特殊関係者の名称および所在地ならびに実施医療機関の名称および所在地
> ④ 研究責任医師および研究代表医師の氏名
> ⑤ 研究資金等の支払いの時期
> ⑥ 法第33条に定める研究資金等の提供に関する情報等の公表に関する事項
> ⑦ 特定臨床研究の成果の取扱いに関する事項
> ⑧ 医薬品等の副作用，有効性および安全性に関する情報の提供に関する事項
> ⑨ 厚生労働省が整備するデータベースへの記録による公表に関する事項
> ⑩ 特定臨床研究の対象者に健康被害が生じた場合の補償および医療の提供に関する事項

⑪ 利益相反管理基準および利益相反管理計画の作成等に関する事項
⑫ 研究の管理等を行う団体における実施医療機関に対する研究資金等の提供に係る情報の提供に関する事項（当該団体と契約を締結する場合に限る.）
⑬ その他研究資金等の提供に必要な事項

　契約内容について，研究責任医師および研究代表医師は十分理解しておくことが必要と考えられる．契約書の形式については，特に臨床研究法で定められた様式はないが，医薬品企業法務研究会から研究者主導臨床研究契約書のサンプル書式が公表されている[3]．契約締結にあたり，注意すべき事項を契約項目の順序で下記に示すので，参考にしてほしい．

1 契約を締結した年月日

　契約締結のタイミングについて，法では，「研究資金等を提供する前に締結しなければならない．原則として臨床研究実施前に契約を締結する」としか定められていない．

　認定臨床研究審査委員会（certified review board：CRB）審査費用について，医薬品等製造販売業者から資金を受領（支援）する場合もあるが，CRB審査通過後に契約する場合は，CRB審査前に覚書や仮契約を締結する等の対応をする場合もある．いずれにしても，医薬品等製造販売業者，実施医療機関，資金管理団体はそれぞれ考え方が異なることもあるため，関係者間で調整が必要である．

　契約の当事者については，施行通知にて実施医療機関の管理者または研究の管理等を行う団体など，研究責任医師でなくとも差し支えないとされているが，研究資金等の提供を受ける実施医療機関または研究の管理等を行う団体における決裁規程に則した者とし，また，その責任は研究責任医師が負い，当該研究責任医師が必ず内容を確認することになっており，注意が必要である．

　研究の管理等を行う団体を経由して研究資金等を受領する場合，当該団体と実施医療機関と医薬品等製造販売業者との三者契約としても構わない．また，当該団体を経由して多施設共同研究を実施する場合，医薬品等製造販売業者等は，すべての実施医療機関と契約を締結しなくとも差し支えないとされており，当該団体と実施医療機関との契約でも構わない．また，多施設共

▶ 1 研究資金の提供と情報公開（契約含む）

同研究を行う場合，契約は必ずしも研究代表医師（当該研究代表医師が所属する機関において当該研究資金等を管理する者等を含む）が代表して締結する必要はない．

2 特定臨床研究の内容および実施期間

内容は，研究目的および趣旨等，その概要の記載または研究計画書（プロトコール）の添付でも問題ないとされている．

3 研究資金等の提供を行う医薬品等製造販売業者等の名称および所在地ならびに実施医療機関の名称および所在地

4 特定臨床研究を実施する研究責任医師および研究代表医師の氏名

多施設共同研究を行う場合に，契約締結時点ですべての実施医療機関が決定していない場合は，決定した段階で速やかに契約を変更等する必要がある．また，研究責任医師が変更になる場合は，速やかに医薬品等製造販売業者への連絡が必要となる．契約変更が必要となり，医薬品等製造販売業者でも情報公開への対応が必要となるためである．

5 特定臨床研究についての研究資金等の額，内容および支払いの時期

医薬品等製造販売業者から提供される研究資金について，額，内容および時期等を契約で規定しておくことが必要である．また，提供される条件もあらかじめ定めておくことが重要となる．なお，総額等の概算を記載し，明細書を添付することでも問題はない．

6 法第33条に定める研究資金等の提供に関する情報等の公表に関する事項

実施医療機関および研究管理団体より，研究責任医師の所属および異動情

報ならびに臨床研究実施計画・研究概要公開システム（Japan Registry of Clinical Trials：jRCT）に記録される識別番号等，法第33条の規定に基づく公表に必要な情報を医薬品等製造販売業者等に対して提供する旨，記載することが求められる．なお，医薬品製造販売業者が資金提供の情報を公表することについて，研究管理団体はすべての実施医療機関の確認を取る必要がある．また，当該実施医療機関は医薬品等製造販売業者の求めに応じ，速やかに当該情報の提供を行う必要がある．

7 特定臨床研究の成果の取扱いに関する事項

　特定臨床研究の結果や特許権の帰属について，医薬品等製造販売業者と協議のうえで記載する．なお，特許権等について医薬品等製造販売業者または研究責任医師のいずれに帰属するかを決めず，当該帰属の取扱いについてのみ定めることでも構わない．また，研究結果の公表にかかわる事項についても，特定臨床研究終了後にも発表費用が発生する場合があることから，契約時に取扱いを記載しておくことが望ましい．

8 医薬品等の副作用，有効性および安全性に関する情報の提供に関する事項

　医薬品等の副作用，有効性および安全性に関する情報を医薬品等製造販売業者とやりとりする事項について，医薬品等製造販売業者からこれらの情報を入手するだけではなく，研究責任医師が法第13条および第14条の規定に基づき認定臨床研究審査委員会等へ報告した場合，その情報を医薬品等製造販売業者にもただちに報告することも明記する必要がある．なお，医薬品等の概要や未承認薬を医薬品等製造販売業者から提供を受ける場合は，医薬品等製造販売業者が実施医療機関に提供することも契約に明記する必要がある．なお，「契約に基づかない臨床研究（法第2条第2項第1号に掲げる特定臨床研究以外のものをいう）であっても，疾病等の情報を当該臨床研究に用いる医薬品等の医薬品等製造販売業者に情報提供するとともに，当該医薬品等製造販売業者から当該医薬品等の安全性に係る情報の提供を受けられるよう努めること」と施行通知ではされており，医薬品等製造販売業者と協議する必要がある．

9 規則第24条第1項に規定する厚生労働省が整備するデータベースへの記録による公表に関する事項

研究責任医師が適切に必要事項を jRCT で公表することを契約にて明らかにする必要がある（jRCT については第3章-3を参照）．

10 特定臨床研究の対象者に健康被害が生じた場合の補償および医療の提供に関する事項規則

契約において研究責任医師は，特定臨床研究の対象者に健康被害が生じた場合の補償および医療の提供に関する事項を定めておかなければならない．

医薬品等製造販売業者と実施医療機関との間で協議したうえで，当該費用負担について契約書に記載することも必要である．なお，補償に関する保険等の考え方は医薬品企業法務研究会の「被験者の健康被害補償に関するガイドライン」[4]等も参照すること．

11 規則第21条第1項に規定する利益相反管理基準および同条第3項に規定する利益相反管理計画の作成等に関する事項

研究責任医師がCOI管理基準や計画の作成を適切に行わなければならないことを明記する必要がある．

12 規則第89条第2号に規定する研究の管理等を行う団体における実施医療機関に対する研究資金等の提供に係る情報の提供に関する事項（医薬品等製造販売業者が当該団体と契約を締結する場合に限る）

研究を管理する団体が存在する場合は，医薬品等製造販売業者と締結する契約以外に当該団体と実施医療機関との間で締結する契約において，当該実施医療機関が法第33条の情報公表に必要な情報を当該団体に提供する旨を，当該契約にかかわる契約書に必ず記載することが求められている．

契約に従い当該団体は，医薬品等製造販売業者の求めに応じ，速やかに当該情報を当該医薬品等製造販売業者に提供する．

13 その他，研究資金等の提供に必要な事項

　万が一，提供された研究資金等に余剰が発生した場合の取扱いについて取り決めて記載する．また，研究資金等のほか，医薬品等製造販売業者から実施医療機関に労務や物品が提供される場合は，契約書に記載するとともに，COI 管理計画等に記載し，さらに CRB で承認を受ける必要がある．なお，法施行前から継続して実施している臨床研究についても，法施行後に研究資金等を受領するには特定臨床研究に該当するため，法第 32 条に定める契約を締結しなければならない．ただし，新たに医薬品等製造販売業者と契約を締結するのではなく，施行前に締結した契約の一部変更や必要な覚書の締結により，前述の 13 項目に定める事項を盛り込むことでも問題はない．

■ 参考文献 ■
1) 厚生労働省：臨床研究法施行規則（https://www.mhlw.go.jp/file/06-Seisakujouhou-10800000-Iseikyoku/0000195391.pdf）．
2) 厚生労働省：臨床研究法施行規則の施行等について（平成 30 年 2 月 28 日）（https://www.mhlw.go.jp/file/06-Seisakujouhou-10800000-Iseikyoku/0000202843.pdf）．
3) 医薬品企業法務研究会：臨床研究に関する契約書式集（https://www.ihoken.or.jp/htdocs/index.php?page_id=136）．
4) 医薬品企業法務研究会：被験者の健康被害補償に関するガイドライン（https://www.ihoken.or.jp/htdocs/index.php?page_id=137）．

2

罰則規定

国立がん研究センター中央病院
臨床研究支援部門研究企画推進部企画管理室 室長
片山　宏

POINT

- 罰則は特定臨床研究のみに適用される．
- 臨床研究の開始の手続き，変更の手続き，記録の作成義務を遵守しない場合には罰則が科せられる．
- 保健衛生上の危害の発生，拡大防止の必要がある際には研究停止等の緊急命令が発せられることがあり，その緊急命令に違反すれば罰則が科せられる．
- 改善命令が発せられた場合，その改善命令に違反すれば罰則が科せられる．

1. 罰則規定が設けられた背景

　平成25（2013）年に発覚したディオバン事件をはじめとし，その後さまざまな研究不正事案がわが国で社会問題化してきた．医薬品，医療機器等の品質，有効性及び安全性の確保等に関する法律（薬機法）／医薬品の臨床試験の実施の基準に関する省令（GCP省令）といった法令に基づいて行われる治験の場合には，違反行為に対して罰則が科せられるが，治験以外の研究者主導臨床試験が従うべき「人を対象とする医学系研究に関する倫理指針」は国会の決議を経て成立した法令ではなく，文部科学省・厚生労働省の告示であるため，たとえ遵守しなかったとしても（社会的制裁は受けるであろうが）

罰則が科せられることはなく，法的な拘束力をもつものでもなかった．そのため，研究の不適正事案が判明した場合の調査，再発防止策の策定，関係者の処分などの対応を，従来の制度では十分に行うことができず，法規制の必要性が議論された．一方で，過度な法規制は研究の委縮を招くこととなるため，臨床研究法（以下，法）では，研究者の自主規制も促しつつ，一定の範囲の臨床研究，つまり特定臨床研究については法の遵守義務が課せられることとなり，遵守効果を強化するために罰則規定が設けられた．

2. 罰則規定の詳細

罰則規定は，法第6章（第39〜43条）に定められている（施行規則や課長通知にはそれ以上の細則は記載されていない）．法令の違反に対しては，最高3年以下の懲役または300万円以下の罰金が科されることがありうる．行政罰には，法令の違反行為に対してただちに適用する直接罰と，違反行為に対してまずは行政指導や行政命令が行われ，その指導や命令に違反した場合に適用する間接罰があり，法では，間接罰は第39条と第41条第4号，その他の罰則は直接罰に該当する（図）．

以下，研究者に関連する第39条〜41条については詳細を解説し，研究者以外に関連する第42〜43条は原文の掲載のみとする．

> **法第39条**
> 第19条の規定による命令に違反した者は，3年以下の懲役もしくは300万円以下の罰金に処し，またはこれを併科する．

法第19条の規定とは，「緊急命令」に関する規定である．緊急命令とは，特定臨床研究の実施による保健衛生上の危害の発生，または拡大を防止するため必要があると認める場合，厚生労働大臣（以下，厚労大臣）から研究実施者に対し，研究の停止や危害発生・拡大の防止のための応急措置を命ずるものであり，緊急性や重要性が高い命令に従わないために厳しい罰則規定が設けられている．

> **法第40条**
> 第11条または第28条の規定に違反して秘密を漏らした者は，1年以下の懲役または100万円以下の罰金に処する．

法第11, 28条は，いずれも秘密保持義務に関する規定である．特定臨床研

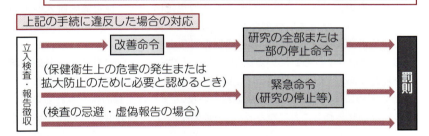

図 特定臨床研究の実施プロセスと違反した場合の対応

(文献1より引用)

究に従事する者と認定臨床研究審査委員会の委員や審査意見業務に従事する者は，その業務で知り得たことを正当な理由がなく漏らしてはならない．これはその業務を退職したあとも同様である

> 法第41条
> 　特定臨床研究を実施する者が次の各号のいずれかに該当するときは，50万円以下の罰金に処する．
> 　1　第5条第1項の規定に違反して，正当な理由がなくて実施計画を提出

せず，またはこれに記載すべき事項を記載せず，もしくは虚偽の記載をしてこれを提出して，特定臨床研究を実施した者
2　第6条第1項の規定に違反して，正当な理由がなくて実施計画を提出せず，またはこれに記載すべき事項を記載せず，もしくは虚偽の記載をしてこれを提出して，特定臨床研究を実施した者
3　第12条の規定に違反して正当な理由がなくて記録の作成もしくは保存をしなかった者または虚偽の記録を作成した者
4　第20条第2項の規定による命令に違反した者
5　正当な理由がなくて第35条第1項の規定による報告もしくは物件の提出をせず，もしくは虚偽の報告もしくは虚偽の物件の提出をし，または同項の規定による検査を拒み，妨げ，もしくは忌避し，もしくは同項の規定による質問に対し，答弁をせず，もしくは虚偽の答弁をした者

　第1，2号で取り上げられている法第5，6条は，「実施計画の提出」と「実施計画の変更」に関する規定である．この規定により，特定臨床研究の実施する場合には，厚労大臣への届出なしに研究を実施したり，あるいは届出なしに研究計画を変更したりすると処罰の対象となりうる．

　第3号で取り上げられている法第12条は，「特定臨床研究に関する記録」に関する規定である．規則第53条には，保存すべき記録と保存期間が定められており，その定めに従わず，記録が作成されていない，または記録の保存されていない場合には罰せられることになる．注意が必要なのは，多施設共同研究について途中で参加を辞退する場合である．途中で参加を辞退しても，記録の保存義務は継続し，しかも保存期間の起算日は自施設が参加辞退した日ではなく，特定臨床研究が終了した日であることは認識しておかなければならない．また，その責任は，当該医療機関の研究責任医師であった者が負い，異動する場合には記録の保存を行う者を指名しなければならないことも定められている〔通知2.−(62)〕[1]．

　第4号で取り上げられている法第20条は，改善命令等に関する規定，第5号で取り上げられている法第35条は報告徴収（必要な報告をさせること，または帳簿・書類等を提出させること）と立入検査に関する規定であり，いずれも厚労大臣からの命令に従わない場合に罰せられる．さらに加えて，前述のいずれの場合にも虚偽の記録を作成したり虚偽の報告をすると処罰の対象となることは言うまでもない．

▶ 2 罰則規定

法第 42 条
　医薬品等製造販売業者又はその特殊関係者が，正当な理由がなくて第三十五条第一項の規定による報告若しくは物件の提出をせず，若しくは虚偽の報告若しくは虚偽の物件の提出をし，又は同項の規定による検査を拒み，妨げ，若しくは忌避し，若しくは同項の規定による質問に対し，答弁をせず，若しくは虚偽の答弁をしたときは，三十万円以下の罰金に処する．

法第 43 条
　法人（法人でない団体で代表者又は管理人の定めのあるものを含む．以下この条において同じ．）の代表者若しくは管理人又は法人若しくは人の代理人，使用人その他の従業者が，その法人又は人の業務に関して第三十九条又は前二条の違反行為をしたときは，行為者を罰するほか，その法人又は人に対しても各本条の罰金刑を科する．
2　法人でない団体について前項の規定の適用がある場合には，その代表者又は管理人が，その訴訟行為につき法人でない団体を代表するほか，法人を被告人又は被疑者とする場合の刑事訴訟に関する法律の規定を準用する．

■ 引用文献 ■
1) 厚生労働省：臨床研究法の概要（https://www.mhlw.go.jp/content/10800000/000460132.pdf）．

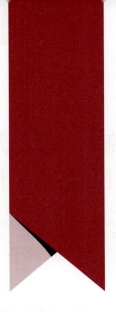

第 5 章

臨床研究法をめぐる
トピックス

1

多施設共同研究の運用に関する問題点

国立がん研究センター中央病院臨床研究支援部門
研究企画推進部多施設研究支援室 室長
江場 淳子

POINT

- 臨床研究法に従って臨床研究を効率的に実施するためには，法に定められた事項を理解するのみならず，従来の指針との違いを理解し，従来の考え方や枠組みにとらわれない仕組みを整備することが重要である．
- 実運用を重ねるプロセスで，現場での手続きの負担が必要以上に過剰となっていないか否かを検討し，将来的な法令改正時に向けて問題点を継続的に蓄積していく必要がある．

1. 認定臨床研究審査委員会承認後の実施医療機関内における倫理審査委員会の審査・承認

　第3章-3-3の「実施医療機関の管理者の承認を受ける」でも述べたが，認定臨床研究審査委員会（certified review board：CRB）承認後に，研究責任医師が各実施医療機関の管理者の承認を受けることが必要である．その際，実施医療機関の管理者は，当該臨床研究を適切に実施する「実施体制」を備えているか等の観点から承認するか否かを検討することとされている〔通知2.-(39)，規則第40条第2項関係〕[1]．

　しかし，従来の指針に従う研究では一般に，研究機関の長は機関内の実施体制のみならず，倫理的および科学的観点での「研究内容の妥当性」につい

ても倫理審査委員会に諮問したうえで，研究実施の許可または不許可を決定してきた．つまり，臨床研究法で新たに定められた，機関内の倫理審査委員会への諮問なしに，主に「実施体制」にかかわる観点のみについて，管理者が承認を与えるというプロセスは，多くの機関にとって新たな枠組みである．そのため，従来のプロセスを可能な限り温存する意図で，CRBの審査・承認後に，改めて各実施医療機関の倫理審査委員会で「審査」を行ったうえで管理者が承認するという例が散見される．

　いうまでもないが，**CRBの承認後に，各実施医療機関での倫理審査委員会で審査を行うこと「多重審査」にほかならず推奨されない**．なお，指針においても，自機関外の倫理審査委員会に審査を依頼することは可能であったが，自機関で実施する臨床研究について，自機関外の倫理審査委員会が審査・承認することをよしとしない考え方の機関が相当数存在したことも事実である．こうした保守的な考え方が，CRBの承認後に改めて自機関の倫理審査委員会での多重審査を求めたり，次項で述べるようにCRBへの申請の前に実施医療機関の管理者への通知を求めるといった事態につながる背景にある．指針下では，自機関外の倫理審査委員会へ審査を依頼するか否かは選択可能であったが，法では1つのCRBの審査を受けることが必須となった．多くの実施医療機関が速やかにこの仕組みに慣れ，無駄な手順を排除することで，迅速に質の高い効率的な研究を実現できるようになることが期待される．

2. 認定臨床研究審査委員会や実施医療機関の管理者を介する手続きの重複

　臨床研究法に従う研究の実施計画の「新規申請」や「変更申請」では，まずCRBの意見を聴き，続いてすべての実施医療機関の管理者の承認を受け，そして厚生労働大臣（以下，厚労大臣）へ実施計画を提出するというプロセスが必要となる．さらに，実施計画の提出後には，（審査を行った直後であるが）CRBへ通知し，（申請を承認した直後であるが）改めてすべての実施医療機関の管理者への報告が必要とされている（第3章-3, 4参照）．また，総括報告書を作成した際にも同様に，まずCRBの審査・承認を経て，続いてすべての実施医療機関の管理者へ報告し，そして厚労大臣へ総括報告書を提出するというプロセスが必要となる．さらに，総括報告書を提出したあと

には，（CRBの審査結果を報告した直後であるが）改めてすべての実施医療機関の管理者への報告が必要とされている（第3章-5）．このように，厚労大臣への実施計画や総括報告書の提出前後には，CRBやすべての実施医療機関の管理者を介するプロセスが必須とされているが，厚労大臣への提出の前と後ろの間隔は長くて1カ月程度であり，また，厚労大臣へ提出される内容は臨床研究実施計画・研究概要公開システム（Japan Registry of Clinical Trials：jRCT）へ公表されるものである．

つまり，すべての実施医療機関の研究責任医師には，短期間に重複したアクションが求められるという規定になっている．jRCTへ登録した内容はすべて公開されるものであり，さらに更新の日付も含めて追跡可能な情報であるため，この点は今後簡略化が望まれる．

3. 臨床研究の実施に重要な影響を与えない実施計画変更の手続き

CRBや厚労大臣への提出が必要な実施計画には，実施医療機関の研究責任医師の連絡先や管理者の氏名等も含まれており，これらに変更が生じる場合には，実際に変更する前に実施計画の変更を提出し，すべての実施医療機関の管理者の承認を得なければならない．

特に多施設共同研究で実施医療機関が多いと，人の異動や交代が生じる度に変更申請が必要となることは避けられない．しかし，このような1つの実施医療機関の研究責任医師や管理者の変更は，同一の臨床研究に参加するほかの実施医療機関における臨床研究の実施に与える影響は乏しい．したがって，このような臨床研究の実施に与える影響が乏しい変更手続きについては，CRBによる事前確認不要事項としてあらかじめ具体的に業務規程に定めることにより，委員会の事務局が確認することをもって承認したものとみなすことができること[2]，およびCRBの意見を聴いたあとの管理者の承認は，各機関であらかじめ手続きを定めておくことで事後的に管理者の承認を受けるなど，柔軟な対応も許容されている．このことについてはすでに第3章-4でふれた．

しかし，実際のところ，こうした人の異動や交代の予定が明らかになる時期には，事前の手続きが間に合わないことも十分予想される．また，事後で

よいとはいえ，他機関の研究責任医師や管理者の変更について，そもそも機関外の管理者の許可を得る必要があるのか，という点については議論の余地がある．この問題に対する本質的な解決策としては，実施計画の変更のうち「軽微な変更」に含まれる事項の拡大があげられる．第3章-4で述べたように，「軽微な変更」では，その変更日から10日以内に，CRBに通知するとともに，厚労大臣に届け出ることが求められているが，CRBの意見を聴くことは求められておらず，実施医療機関の管理者の承認を受けることも求められていない．

しかし，この**「軽微な変更」に該当する事項は施行規則（省令）では，特定臨床研究に従事するものの氏名の変更と，地域の名称や地番の変更に限られており**，次回施行規則（省令）を改正する際には「軽微な変更」の対象を拡大し，多施設共同研究の効率的な運用を図ることが期待される．

4. 利益相反の事実確認における機関内の利益相反委員会による審査

臨床研究法では，利益相反（conflict of interest：COI）の「審査」を行うのはCRBであり，実施医療機関の管理者は研究責任医師や研究分担医師等が申告した申告事項を「事実確認」する役割を担っている（第2章-3参照）．**「臨床研究法における利益相反管理ガイダンス」では，このCOIの事実確認は，各機関の利益相反委員会審議を前提としていない**ことが明記されており，必要な情報を有している部署が対応することとされている．

しかしながら，従来の各種の倫理指針に従う研究では，各機関に設置された利益相反委員会が「審査」を行っていたため，臨床研究法に従う試験であっても機関内の利益相反委員会で「審査」を行う規定を設けている機関がある．この場合，利益相反管理委員会の開催時しか機関内の「事実確認」が行われず，委員会開催のタイミングや頻度によっては事実確認を行うのに非常に長い時間を要することがある．実際に事実確認が終わるまでに数カ月を要している機関もあり，その間はCRBへの申請手続きを進めることができない．

多施設共同研究では，1機関の手続きの遅れが，すべての実施医療機関の手続きの遅れにつながり，規定された期限内に所定の手続きが完了できない可能性もある．したがって，多施設共同研究の円滑な実施のためには，法で

定められていない余計な規定を設けないことを常に心がける必要があり，速やかに機関内の確認が完了するように，前述のガイダンスに沿うように各機関での手順や規定の整備が望まれる．

5. 共通の説明文書および同意文書を用いる工夫

第3章-3-2の「認定臨床研究審査委員会の意見を聴く」でも述べたが，**臨床研究法に従う多施設共同研究では，すべての実施医療機関の説明および同意に関する記載内容が一致するように，1つの研究で用いられる説明文書および同意文書の内容を共通としなければならない**〔通知2.-(11)，規則第14条第1号から第18号まで関係⑰（ア）〕[1]．ただし，実施医療機関ごとに固有の事項（研究責任医師名や相談窓口の連絡先等）は除く．

従来の指針に従う研究では，研究機関によっては所定の書式があり，その書式に書き換えなければ機関内での承認が得られないケースもあった．そのため，章構成を変更したり，機関内で指定された記載内容を追加したり，削除したりして，指針で求められた必要事項が抜け落ちてしまう事例も存在した．

臨床研究法では1研究につき1説明同意文書が原則となったため，こうした事例が原理的に生じなくなることは，多施設共同研究を実施するうえでの大きなメリットである．したがって，従来このような機関内の規定に従ってきた実施医療機関で，臨床研究法に従う多施設共同研究を実施する際には，根本的に頭の切り替えが必要となる．

法に従う運用がすべての実施医療機関で徹底されるための1つの工夫として，変更が認められている機関ごとに固有の事項以外の部分は，あらかじめ「改変不可」として実施医療機関へ配付することがあげられる．さらに，変更可能とする箇所についても，変更内容がいくつかのパターンとして整理できる場合には，自由記載ではなく選択式として設定することにより，説明内容をできるだけ一致させることも可能になる．

■ 引用文献 ■
1) 厚生労働省：臨床研究法施行規則の施行等について（平成30年2月28日）(https://www.mhlw.go.jp/file/06-Seisakujouhou-10800000-Iseikyoku/0000202843.pdf).
2) 厚生労働省：臨床研究法における臨床研究の利益相反管理について（平成30年11月30日）別添1「臨床研究法における利益相反管理ガイダンス」(https://www.mhlw.go.jp/content/10800000/000422858.pdf).
3) 厚生労働省医政局研究開発振興課：臨床研究法の施行等に関するQ&A（統合版）について（令和元年11月13日）(https://www.mhlw.go.jp/content/10800000/000566065.pdf).

2

医療機器を用いた特定臨床研究の課題

国立循環器病研究センター 臨床研究管理部長
山本 晴子

POINT

- 医療機器は種類が広範囲なため，規制上の分類や評価方法が臨床研究の評価の参考になる．
- 医療機器を用いた研究の臨床研究への該当性について，厚生労働省から事例集が公表されている．
- 平成26年の医薬品医療機器等法改正により，コンピュータプログラムが医療機器（プログラム医療機器）に該当する場合が生じた．コンピュータプログラムの医療機器への該当性の判断についても厚生労働省から事例集が公表されている．

はじめに

　臨床研究法（以下，法）はディオバン事件などの臨床研究不正に端を発し，わが国の臨床研究の信頼回復を図ることを目的に成立した法であるが，その骨子は専ら医薬品を例として検討されている．一方，医療機器は医薬品と異なる特性があり同様の基準で判断することが難しいことから，平成26（2014）年の医薬品医療機器等法の改正で，医薬品とは別の章立てが行われたところである．

　しかし，法では医薬品，医療機器，再生医療等製品が「医薬品等」としてまとめて表記されたため，医療機器の医薬品とは異なる特性が全く考慮されないものとなった．このような背景のため，法のもとで医療機器領域の臨床

研究を計画，実施する際には医薬品にも増して不都合を感じることが多いことが予想される．

海外の例をみると，先進国においては薬事規制や臨床試験の法制度のなかで，医薬品と医療機器を別扱いする国が多い．EU においては，平成 13（2001）年に Clinical Trial Directive が発行され，臨床試験の法規制をそれまでの国ごとから EU 域内共通ルールを定めた〔平成 31（2019）年により拘束力の強い Clinical Trial Regulation となる予定〕が，タイトルに "on the approximation of the laws, regulations and administrative provisions of the Member States relating to the implementation of good clinical practice in the conduct of clinical trials on medicinal products for human use" とあり，医薬品の試験のみを対象としている．

一方，米国は National Research Act などすべての臨床試験に同一の法律が課せられてはいるが，FDA 内の部署が医薬品（CDER）と医療機器（CDRH）で分けられ，両者の特性を考慮した異なる運用ルールが適用されている．

法施行後，本来さまざまなタイプの研究を意味する「臨床研究」という名詞が法律用語として定義されたため，用語の使用についても混乱が生じている．厚生労働省（以下，厚労省）が作成する資料ですら，一般的な用語としての「臨床研究」と法で定義された「臨床研究」が混在して用いられている状況がある．本項においては「臨床研究」は臨床研究法で定義された臨床研究の意味で使用することとする．

1. 臨床研究法上の臨床研究への該当性

法の施行以来，厚労省も医療機器の扱いについては考慮し，臨床研究への該当性について整理を続けている．平成 30（2018）年 10 月には「臨床研究法の対象となる臨床研究等の事例集について（その 1）」[1]という事務連絡が発出された．そのなかから医療機器に関連する事例を**表 1** にまとめた[1]．医療機器を使用する臨床研究を計画する際の参考にされたい．たとえば，侵襲性のない医療機器であれば未承認の機器を用いて収集したデータを既承認機器のデータと比較検討する場合は臨床研究には該当しないため，医学系研究に関する倫理指針を遵守すればよい．体表面にプローベをあてて計測する超音波診断装置などはこの事例に該当すると思われる．ただし，軽微な侵襲以上の侵襲のある場合は除外されているため，放射線診断装置はこの事例には

表1 臨床研究法の対象となる臨床研究等の事例集

1 法に規定する臨床研究のうち,特定臨床研究に該当する事例:特定リスト

事例	留意事項等
臨床研究を行う際に,国内の医薬品等製造販売業者の海外子会社から研究資金等の提供を受ける研究	当該臨床研究において,国内の医薬品等製造販売業者は,法第32条の契約締結が適切になされるよう当該子会社を指導することとし,法第33条の情報の公表については,当該医薬品等製造販売業者が行うことが望ましい〔Q&A(統合版),問1-19参照[7]〕.

2 法に規定する臨床研究に該当する事例(特定臨床研究または特定臨床研究以外の臨床研究):臨床研究リスト

事例	留意事項等
人体への侵襲性が低いものの,医行為を伴い,医薬品等の有効性(性能を含む)または安全性を明らかにする研究	Q&A(統合版),問1-4参照[7]
体外診断薬と医療機器が一体化している体外診断薬を人に対して用いる研究	体外診断薬のみを用いる研究は法に規定する臨床研究に該当しないが,体外診断薬と医療機器とが一体化しているものを人に用いる研究は,該当する場合がある〔Q&A(統合版),問1-8参照[7]〕.

3 法に規定する臨床研究に該当しない事例(観察研究等):対象外リスト

事例	留意事項等
医療機器を用いて体温の計測のみを行う研究	このような研究であっても,患者の疾患該当性等について診断を行う場合は,医行為に該当するため,法に規定する臨床研究に該当する.
医療機器の性能の評価を伴わない手術や手技に関する研究	Q&A(統合版),問1-5参照[7]
有効性や安全性の評価を目的とせず,医師または患者から,いわゆる「医療機器の使用感」について意見を聴く調査	Q&A(統合版),問1-6参照[7]
医療機器であるマッサージチェアの心地よさのみに関する調査	Q&A(統合版),問1-7参照[7]

▶第 5 章　臨床研究法をめぐるトピックス

事例	留意事項等
放射線治療装置について，承認された範囲内において，さらに詳細な使用方法（照射線量，照射回数等）の違いによる治療効果の違いを評価することを目的とした研究	承認条件として学会のガイドライン等が示されている場合には，当該ガイドラインにおいて規定される使用方法等の範囲内で使用される場合に限り，法に規定する臨床研究に該当しない．
人に対して単に電極を装着して電位を測定するなど，医療機器を非侵襲的に人に対して使用し，その結果を研究の目的で診断や治療方針の決定には使用せず，他の検査結果と数値の比較のみ行うなどにより当該医療機器の性能を評価する研究	当該医療機器の使用が，侵襲（軽微な侵襲を含む）を伴う場合には，医行為に該当するため，法に規定する臨床研究に該当する．
患者から血液，組織等の検体を採取し，または CT 等の画像検査を行い，その結果を独立した別の医療機器により測定・分析することにより，当該医療機器の性能を評価する研究 ※その結果を研究の目的で診断や治療方針の決定に使用する場合を含めて，当該医療機器自体を直接患者に対して使用していないため．	画像撮影を行う医療機器と分析を行う医療機器が一体となっている場合など，実質的に評価の対象となる医療機器を患者に対して使用している場合は，法に規定する臨床研究に該当する．
手術中に，タブレット端末により患者の術野を撮影・表示し，組織や病巣の詳細な位置を重ねて描画することで術者へのナビゲーションを行うプログラム医療機器について，その手術の結果により当該プログラム医療機器の有効性を評価する研究 ※当該プログラム医療機器を直接患者に対して使用していないため	
未承認の診断機器を使用して，その検査値を医療機関内での診断基準や治療基準として設定するなど，検査手法の確立にかかる研究	主たる目的が検査手法の確立であっても，副次的に診断機器の性能の評価を行う場合など，実質的に医療機器の有効性・安全性を明らかにしようとする研究の場合は，法に規定する臨床研究に該当する．

（文献 1 より引用改変）

該当しないと思われる．画像診断等で得られたデータを解析して診断するような独立した医療機器プログラムも臨床研究に該当しないものとして整理された．

一方，ナビゲーションプログラムは「タブレット端末により」という限定がついているため，たとえばナビゲーション画像を直接患者の身体上に投影するような場合は，臨床研究に該当する可能性が高い．

臨床研究に該当すると考えられる場合には，次に特定臨床研究への該当性を考える必要がある．当該機器の製造販売企業等から資金援助を受け，研究を行う場合は当然特定臨床研究に該当する．そのほかに当該機器の使用が国内未承認または適応外の場合も特定臨床研究に該当する．この際「適応外」というのは純粋に医薬品医療機器等法に則って判断するとされていて，保険上の扱いとは無関係であることに注意すべきである．医療機器の承認（認証）の範囲はさまざまで，かなり広範囲の用途を許す簡素な記載の場合と許容される使用方法や対象疾患・患者などが限定される記載の場合があるため，添付文書等で正確に確認すべきであろう．

2. 医療機器の臨床開発の特徴

医療機器の臨床研究を行う際には，必ずゴールがある．適切なゴールの設定が臨床研究の成功の鍵だが，それには医療機器の臨床開発の特徴についてある程度知っておく必要がある．

1 医療機器の分類

医療機器は，絆創膏などの創傷被覆材から注射針，体温計，放射線診断装置，手術ロボット，補助人工心臓など，その範囲の広さは医薬品とは比較にならない．最大規模の医療機器と思われる粒子線照射システムは，粒子線を発生させるサイクロトロンから患者に照射する照射装置までの一連の機器類すべてが一体の医療機器として承認されていて，その設置には広大な敷地を要する．このように規模感，使用目的，人体へのリスク等が広範囲なため，規制上の取扱いとして，医療機器は複数の軸でいくつかのグループに分類し，それぞれのグループに適切な規制を行うのが世界共通の考え方である．軸の1つは人体へのリスクの程度である（**表2**）．わが国ではリスクに応じて

第5章 臨床研究法をめぐるトピックス

表2 人体へのリスクによる医療機器のクラス分類

クラス分類			製造販売		例
			製造販売業許可	承認等	
一般医療機器	クラスI	不具合が生じた場合でも，人体へのリスクが極めて低いと考えられるもの	必要	届出（自己認証）	体外診断用機器・鋼製小物・歯科技工用用品・救急絆創膏
管理医療機器	クラスII	不具合が生じた場合でも，人体へのリスクが比較的低いと考えられるもの		第三者登録認証機関による認証または大臣承認	画像診断装置・心電計・血圧計・家庭用電気マッサージ器
高度管理医療機器	クラスIII	不具合が生じた場合，人体へのリスクが比較的高いと考えられるもの			放射線治療装置・透析器・人工骨
	クラスIV	患者への侵襲度が高く，不具合が生じた場合，生命の危険に直結するおそれがあるもの		大臣承認	植込型心臓ペースメーカ・心臓弁・冠静脈ステント

人体への侵襲性により4つのクラスに分類される．

（筆者作成）

4段階に分類され，リスクの低い一般医療機器（クラスI）は自己認証による届出，少しリスクの高い管理医療機器（クラスII）になると第三者登録認証機関による認証，さらにリスクの高い高度管理医療機器（クラスIII, IV）は厚労大臣による承認と，行政手続きが異なる．

もう1つの軸が医療機器の新規性である．医薬品にも新薬と後発医薬品があるが，医療機器は新医療機器と後発医療機器の間に改良医療機器とよばれるクラスがあり，新規性の点で3種類に分類される．医薬品と異なり，医療機器は市場に出た医療機器の素材や技術，デザインなどを少しずつ改良していく開発スタイルをとるため，大半の医療機器は新規でも後発でもなく改良

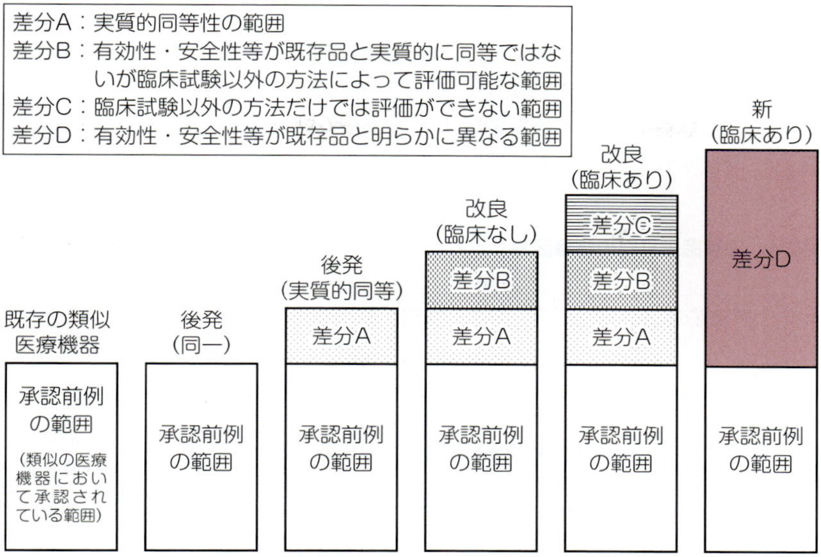
差分A：実質的同等性の範囲
差分B：有効性・安全性等が既存品と実質的に同等ではないが臨床試験以外の方法によって評価可能な範囲
差分C：臨床試験以外の方法だけでは評価ができない範囲
差分D：有効性・安全性等が既存品と明らかに異なる範囲
既存の類似医療機器
承認前例の範囲
（類似の医療機器において承認されている範囲）
後発（同一）
承認前例の範囲
後発（実質的同等）
差分A
承認前例の範囲
改良（臨床なし）
差分B
差分A
承認前例の範囲
改良（臨床あり）
差分C
差分B
差分A
承認前例の範囲
新（臨床あり）
差分D
承認前例の範囲

図1　医療機器の新規性の判断基準

差分 A～D を分析することにより，後発・改良・新医療機器の区別と改良機器における臨床評価の必要性を判断する．

（文献 2 より引用）

医療機器に該当する．このとき，改良の度合いによって臨床評価の要否が分かれる．**図 1** に医薬品医療機器総合機構（PMDA）における医療機器の新規性の判断基準を示す[2)]．そのなかで「臨床なし」という表記があるように，改良の程度により非臨床試験のみ評価可能な場合もある．つまり，クラス III から IV の医療機器であっても改良品の場合は臨床評価が不要となる場合がある．医療機器の開発においては，人体へのリスクと新規性の 2 つの軸を総合的に判断し臨床評価の要否を判断することになる．また，医薬品ほど民族差を想定されない場合が多いため，海外での臨床評価結果があれば国内治験を不要とされる場合も多い．

2 保険上の扱い

医薬品の場合，薬価が設定されるのが当然だが，医療機器では保険上の扱

いもさまざまである[3]．平成30年度に保険医療材料制度改革が行われ[4]，イノベーションの評価が充実された．最新の保険医療材料の評価区分を**表3**に示す．いったん保険適用が決定したあと（すなわち薬事承認後），追加のエビデンスを収集して再評価を希望する「チャレンジ申請」というスキームが新たに用意された．従来より保険での価格交渉では，規制上とは異なる意味

表3 保険医療材料の評価区分

評価区分	説明	例
A1（包括）	いずれかの診療報酬項目において包括的に評価	縫合糸，静脈採血用注射針
A2（特定包括）	特定の診療報酬項目において包括的に評価	眼内レンズと水晶体再建術，超音波検査装置と超音波検査
A3（既存技術・変更あり）	当該製品を使用する技術を既存の診療報酬項目において評価（留意事項等の変更を伴う）	平成30年度より新設
B1（既存機能区分）	既存の機能区分により評価され，技術料とは別に評価	PTCAカテーテル，冠動脈ステント，ペースメーカー
B2（既存機能区分・変更あり）	既存の機能区分により評価され，技術料とは別に評価（機能区分の定義等の変更を伴う）	平成30年度より新設
B3（期限付改良加算）	既存の機能区分に対して期限付改良加算を付すことにより評価	平成30年度より新設
C1（新機能）	新たな機能区分が必要で，それに用いる技術はすでに評価（医科点数表にある）されているもの	特殊加工の施してある人工関節
C2（新機能・新技術）	新たな機能区分が必要で，それに用いる技術が評価されていないもの	カプセル内視鏡
F	保険適用になじまないもの	

保険医療材料の評価区分を示す．

（文献3より引用改変）

合いで臨床評価が求められたが，今後はますます治験と異なる次元で臨床評価が重視されるだろう．つまり，規制上の戦略と保険戦略を分けて考える必要があり，規制上は治験が不要でも保険戦略上臨床評価を実施すべき場合がある．

3. 医療機器の特定臨床研究の見方

本項では前述の知識を参考にしつつ，医療機器の特定臨床研究を計画する際，また研究計画を評価する際のポイントを，対象となる医療機器，研究目的，研究デザイン，評価項目の4点にまとめてみたい．なお，特定臨床研究への該当理由の説明のない場合は未承認または適応外の機器として話を進める．

1 評価する医療機器と評価のゴールの見極め

まず，評価する対象となる医療機器のクラス分類と新規性を検討し，規制上の位置づけを見極める必要がある．次に，対象となる医療機器に関して，なにを明らかにしたいのか，評価のゴールを見極める．ここで注意したいのは研究のゴールではなく，対象の医療機器をどのような状況か，というゴールを見極めるところである．大きく分け3種類のゴールがあるだろう．それは，1)未承認や適応外の医療機器の承認，2)画期的な新技術や新規性の高い評価法の確立などの学術的成果の達成，そして3)既存の診療技術の最適化による診療ガイドラインの向上である．未承認や適応外の医療機器の承認をゴールにする場合は，当該医療機器のクラスと新規性から，臨床評価が必要か否か，それが治験でなければならないか否かを考えるべきである．

治験でなければゴールに到達できない場合は，特定臨床研究ではなく医師主導治験を行うべきなので，特定臨床研究として実施するのは臨床評価が治験でなくてもよい場合ということになるだろう．

海外治験や既出論文等で臨床評価がほぼ可能だが，わが国の医療実態で同様に使用可能か不安がある場合や，わが国の臨床データがないと保険の価格交渉が著しく不利になり企業が上市をためらう状況では，特定臨床研究で対応可能な場合があると思われる．また，新設されたチャレンジ申請に向けたエビデンス収集には，特定臨床研究が大きな役割を果たすと思われる．

ちなみに，クラスⅡや改良機器に該当する医療機器では，第三者認証か大臣承認のどちらの手続きに該当するかを見極める必要もある．クラスが低い医療機器は認証になると書いたが，クラスⅡでもそれまでにない効能・効果等を付加する場合は大臣承認が必要になる場合もあるからだ．

　たとえば，国内企業が販売しているインスリン自己注射用の「痛くない」針はクラスⅡだが大臣承認され，添付文書にも「痛みの軽減」という文言が記載されている（具体的な方法で「痛みの軽減」を証明したかは不明，臨床試験の実施は未確認）．第三者認証と大臣承認のどちらに該当するかという判断は研究者や企業では困難なため，初期段階から積極的に PMDA に相談することが望ましい．

　ゴールが画期的な新技術や新規性の高い評価法の確立などの学術的成果の達成であれば，前述のように規制当局の判断を気にする必要はないだろう．しかし，医療機器のリスク分類や新規性分類の考え方は当該臨床研究のリスク判断などに有用なので，適宜活用するとよい．より効果的，効率的な治療法の確立のため，いわゆる診療ガイドラインの向上がゴールとなる場合は，承認（または認証）の範囲内で医療機器が使用されると考えられるが，その場合でも関連企業から研究資金が提供されれば特定臨床研究に該当する．

2 ゴールに達するための研究デザインの見極め

　未承認や適応外の医療機器の承認をゴールとして行う特定臨床研究では，治験でなくても規制当局を意識した研究デザインにする必要がある．治験ではないが，規制当局の判断をサポートする補足的なデータになる可能性があるためである．有効性の評価か安全性か，短期成績か長期成績か，多施設におけるばらつきの有無等，どのような評価が求められているかにより最適な研究デザインは異なる．医療機器では，現場での使用状況や安全性を把握するいわゆる「リアルワールドデータ」が求められる場合もあり，その際は観察研究のほうが目的にかなうデザインとなり，臨床研究に該当しなくなるかもしれない．

　一方，保険戦略も見据える必要があり，そこでは高いレベルのエビデンスが有利に働くだろう．医療機器の種類は非常に幅広いので，最適な研究デザインを考える際には，医薬品で標準的な研究デザインだけではなく，視野を広げて検討するほうがよい．学術的成果の達成がゴールの場合は規制当局を意識する必要はなく，これまでの学術的研究で用いられてきた研究デザイン

などを参考にすることが役立つだろう．

　なお，医療機器では使用時に盲検性を保つことが非常に難しい．企業治験などで二重盲検や単盲検といった，医薬品では標準的な研究デザインを用いるためにさまざまな工夫をされているが，筆者の経験ではさまざまなコストを投入しても盲検性が破れる可能性は高く，また，被験者に不利益を生じる場合もあるため，むやみに盲検試験を求めるべきではないと考える．

　繰り返しになるが，医薬品で標準的な研究デザインと医療機器の評価に適したデザインは異なると割り切り，第三者を評価者とする，複数の評価者を設定する，検査値など「ハード」な評価指標を用いるなど，実現可能性の高い方法で評価バイアスを排除する工夫を研究デザインに盛り込むほうが実利的な場合が多いと思われる．

3 研究目的を正しく反映する評価項目の見極め

　前述したが，未承認や適応外の医療機器の承認をゴールとして行う特定臨床研究では，評価項目についても規制当局を意識する必要がある．すでに類似品が存在する医療機器であれば，評価項目が定まっている場合も多い．逆に，研究者の興味を優先して野心的で新しい評価項目を設定しても，規制当局として評価できないといわれれば，ゴールを達成できない．野心的で新しい評価項目の設定は，学術的成果の達成がゴールの場合に行うべきである．ただし，保険戦略上は規制当局が評価しない評価項目であっても有用な可能性がある．規制当局だけではなく，保険に関しても事前に当局と相談することが望ましい．最近は，厚労省医政局経済課に設置されたベンチャー等支援戦略室において「薬事・保険連携相談」も開始されている．

　PMDAでは，医療ニーズが高く実用可能性のある次世代医療機器について，審査時に用いる技術評価指標等をあらかじめ作成し公表するために，平成20（2008）年から「次世代医療機器評価指標」をさまざまな種類の医療機器について作成・公表し，PMDAのwebサイト上で公表している[5]．これらは治験を念頭に作成されてはいるが，規制当局の視点を知るうえで特定臨床研究の際にも参考になるだろう．なお，医療機器の場合，使い勝手や使用感などを評価することを目的に研究が行われることもあるが，この場合は臨床研究に該当しない（**表1**）．また，侵襲性のない診断系医療機器の性能評価の際に，既承認の同種類の医療機器の検査結果との整合性を評価項目とする場合も臨床研究に該当しない（**表1**）．

4. プログラム医療機器

平成 26（2014）年に薬事法が改正され，医薬品医療機器等法と名前が変わったときに，医療機器の範囲にプログラムまたはこれを記録した記録媒体（以下，プログラム医療機器）が医療機器に加わった．比較的新しい概念のため，プログラム医療機器の定義や臨床研究法との関係を簡単にまとめておく．プログラム医療機器とは，汎用コンピュータや携帯情報端末等にインストールされた有体物の状態で，人間の疾病の診断，治療もしくは予防に使用されること，または人間の身体の構造もしくは機能に影響を及ぼすことが目的とされているものを指す．

しかし，非常に広範囲のため，機能の障害等が生じても人間の生命および健康に影響を与える恐れがほとんどないものは，医療機器の範囲から除外されることとされている．厚労省より発出された通知「プログラムの医療機器への該当性に関する基本的な考え方について（薬食監麻発1114 第 5 号，平成 26 年 11 月 14 日，平成 30 年 12 月 28 日一部改正）」[6]は，医療機器に該当するものしないものが具体例に記載されているので参考にされたい（**表 4**）．このなかで，クラス I に該当するプログラム医療機器を医療機器に該当しないと整理されたことには注意すべきである．法では，直接患者に使用されないプログラム医療機器を用いる研究は，臨床研究に該当しないと整理されている（**表 1**）が，クラス I に該当するプログラム医療機器も，医薬品医療機器等法によって医療機器から除外されているため，臨床研究に該当しないのではないかと思われる．

表 4 プログラムの医療機器への該当性

1. 医療機器に該当するプログラム
（1）医療機器で得られたデータ（画像を含む）を加工・処理し，診断または治療に用いるための指標，画像，グラフ等を作成するプログラム
① 診断に用いるため，画像診断機器で撮影した画像を汎用コンピュータ等に表示するプログラム（診療記録としての保管・表示用を除く）
② 画像診断機器で撮影した画像や検査機器で得られた検査データを加工・処理し，病巣の存在する候補位置の表示や，病変または異常値の検出の支援を行うプログラム［CADe（Computer-Aided Detection）］

③ CADe機能に加え，病変の良悪性鑑別や疾病の進行度等の定量的なデータ，診断結果の候補やリスク評価に関する情報等を提供して診断支援を行うプログラム［CADx（Computer-Aided Diagnosis）］
④ 放射性医薬品等を用いて核医学診断装置等で撮影した画像上の放射性医薬品等の濃度の経時的変化データを処理して生理学的なパラメータ（組織血流量，負荷応答性，基質代謝量，受容体結合能等）を計算し，健常人群等との統計的な比較を行うプログラム
⑤ 簡易血糖測定器等の医療機器から得られたデータを加工・処理して糖尿病の重症度等の新たな指標の提示を行うプログラム
⑥ 1つまたは複数の検査機器から得られた検査データや画像を加工・処理し，診断のための情報を提示するプログラム（たとえば，眼底カメラ，眼撮影装置，その他眼科向検査機器から得られた画像や検査データを加工・処理し，眼球の組織・細胞や層構造について，形状・面積・厚さ・体積・濃度・色等を表示，形態情報との相関比較を行うプログラム）

(2) 治療計画・方法の決定を支援するためのプログラム（シミュレーションを含む）
① CT等の画像診断機器から得られる画像データを加工・処理し，歯やインプラントの位置のイメージ画像の表示，歯科の矯正またはインプラント治療の術式シミュレーションにより，治療法の候補の提示および評価・診断を行い，治療計画の作成，および期待される治療結果の予測を行うプログラム
② 放射線治療における患者への放射線の照射をシミュレーションし，人体組織における吸収線量分布の推定値を計算するためのプログラム［RTPS（放射線治療計画システム）］
③ 画像を用いて脳神経外科手術，形成外科，耳鼻咽喉科，脊椎外科等の手術をナビゲーションするためのプログラム
④ CT等の画像診断機器で撮影した画像を加工・処理して，整形外科手術の術前計画を作成するためのプログラム
⑤ 画像診断機器や検査機器で得られたデータを加工・処理し，手術結果のシミュレーションを行い，術者による術式・アプローチの選択の支援や，手術時に手術機器で使用するパラメータの計算を行うプログラム（たとえば，角膜トポグラフィ機能をもつレフラクト・ケラトメータで取得した角膜形状データを基に，屈折矯正手術における角膜不正成分を考慮した手術結果のシミュレーションを行い，レーザの照射データを作成するプログラム（屈折矯正手術レーザ照射データ作成プログラム）
⑥ 患者の体重等のデータから麻酔薬の投与量を容易な検証ができない方法により算出し，投与を支援するプログラム

2. 医療機器に該当しないプログラム

(1) 医療機器で取得したデータを，診療記録として用いるために転送，保管，表示を行うプログラム
① 医療機器で取得したデータを，可逆圧縮以外のデータの加工を行わずに，他のプログラム等に転送するプログラム（データ表示機能を有しないデータ転送プログラム）
② 診療記録として患者情報および検査情報の表示，編集を行うために，医療機器で取得したデータのデータフォーマットの変換，ファイルの結合等を行うプログラム
③ CT 等の画像診断機器で撮影した画像を診療記録のために転送，保管，表示するプログラム
④ 検査項目の入力，表示，出力を行い，患者ごとの複数の検査結果を継時的に保管・管理するプログラム
⑤ 事前に入力した患者 ID や氏名等のパラメータを複数の医療機器に転送し，設定するプログラム（パラメータそのものは加工せず転送するものに限る）

(2) データ（画像は除く）を加工・処理するためのプログラム（診断に用いるものを除く）
① 医療機器で得られたデータを加工・処理して，汎用コンピュータ等で表示するプログラム［たとえば，睡眠時無呼吸症候群の在宅治療で使用する CPAP（持続式陽圧呼吸療法）装置のデータ（無呼吸・低呼吸指数，供給圧力，使用時間等）を，SD カード等から汎用コンピュータ等で読み込み一覧表等を作成・表示するプログラム］
② 腹膜透析装置等の医療機器を稼働させるための設定値パラメータまたは動作履歴データを用いて，汎用コンピュータ等でグラフの作成，データの表示，保管を行うプログラム
③ 検査データの有意差検定等の統計処理を行うプログラム
④ 糖尿病のような多因子疾患の一部の因子について，入力された検査結果データと特定の集団の当該因子のデータを比較し，入力された検査結果に基づき，当該集団において当該因子について類似した検査結果を有する者の集団における当該疾患の発症確率を提示するプログラム，または特定の集団のデータに基づき一般的な統計学的処理等により構築したモデルから，入力された検査結果データに基づく糖尿病のような多因子疾患の発症確率を提示するプログラム

(3) 教育用プログラム
① 医学教育の一環として，医療関係者ばメディカルトレーニング用教材として使用する，または以前受けたトレーニングを補強するために使用することを目的としたプログラム
② 教育の一環として，手術手技の実施状況を撮影し，手術室外の医局等のディスプレイ等にビデオ表示することでライブ情報を共有させるためにデジタル画像を転送・表示させるためのプログラム

(4) 患者説明用プログラム
① 患者へ治療方法等を説明するため，アニメーションや画像により構成される術式等の説明用プログラム
(5) メンテナンス用プログラム
① 医療機器の消耗品の交換時期，保守点検の実施時期等の情報を転送，記録，表示するプログラム（医療機関内の複数の医療機器の使用状況等をネットワーク経由で記録・表示させるプログラムを含む）
② 輸液ポンプ等の医療機器の動作履歴や稼働状況の自己点検プログラム
③ 内視鏡洗浄消毒器等の医療機器の運転履歴，機器ID，担当者ID等を記録・表示するプログラム
(6) 院内業務支援プログラム
① インターネットを利用して診療予約を行うためのプログラム
② 総合コンピュータシステム（レセコン・カルテコン）において，入力されたカルテ情報から情報提供用文書の出力，受付，会計業務，レセプト総括発行等の集計作業を行うプログラム
③ 医療機器の販売管理，在庫管理，入出庫管理，設置場所の管理のためのプログラム
④ 医療機器の添付文書の集中管理を行うため，複数の医療機器の添付文書を保管・表示するプログラム
(7) 健康管理用プログラム
① 日常的な健康管理のため，個人の健康状態を示す計測値（体重，血圧，心拍数，血糖値等）を表示，転送，保管するプログラム
② 電子血圧計等の医療機器から得られたデータを転送し，個人の記録管理用として表示，保管，グラフ化するプログラム
③ 個人の服薬履歴管理や母子の健康履歴管理のために，既存のお薬手帳や母子手帳の情報の一部または全部を表示，記録するプログラム
④ 個人の健康履歴データを単なる記録のために健康管理サービス提供者と共有するプログラム（診断に使用しないものに限る）
⑤ 携帯情報端末内蔵のセンサ等を利用して個人の健康情報（体動等）を検知し，生活環境の改善を目的として家電機器などを制御するプログラム
⑥ 携帯情報端末内蔵のセンサ等を利用して個人の健康情報（歩数等）を検知し，健康増進や体力向上を目的として生活改善メニューの提示や実施状況に応じたアドバイスを行うプログラム
⑦ 健康診断のため，氏名等の受診者情報，受付情報，検査項目，検査機器の使用状況や問診する医師のスケジュール等健康診断の実施に関する情報および健康診断の検査・診断データを管理し，健康診断の結果の通知表を作成するプログラム
⑧ 健康診断の結果を入力，保管，管理し，受診者への報告用データや結果を表形式等に作成するプログラム
⑨ 保健指導の指導状況を入力，保管，管理し，実績報告のためのデータを作成するプログラム

> ⑩ 健康診断の問診結果，受診者の生活習慣関連情報，生活習慣改善の指導状況，改善状況に関する情報を入力，保管，管理し，生活習慣の改善のために学会等により予め設定された保健指導の助言候補から該当候補を提示するプログラム
> (8) 一般医療機器（機能の障害等が生じた場合でも人の生命および健康に影響を与えるおそれがほとんどないもの：クラス I）に相当するプログラム（新施行令により，医療機器の範囲から除外されるもの）
> ① 汎用コンピュータや携帯情報端末等を使用して視力検査および色覚検査を行うためのプログラム（一般医療機器の「視力表」や「色覚検査表」と同等の機能を発揮するプログラム）
> ② 携帯情報端末内蔵のセンサ等を用いて，体動を検出するプログラム（一般医療機器の「体動センサ」と同等の機能を発揮するプログラム）
> ③ 「ディスクリート方式臨床化学自動分析装置」等の一般医療機器である分析装置から得られた測定値を転送，保管，表示（グラフ化）するプログラム
> ④ 添付文書の用法用量・使用上の注意や，治療指針，ガイドラインなど公知の投与量の増減に対応する薬剤の投与量を提示するプログラム（薬物投与支援用プログラム）
> ⑤ CT 撮像装置や歯科用の 3D スキャナ等から得られた患者の歯列形状のデータを用いてコンピュータ上で仮想的な歯科模型を表示し，有体物の歯科模型から得られる情報と同等の情報（歯列の現在の形状や歯の位置関係や角度，距離等）のみを提示するプログラム（歯列模型表示プログラム）

プログラムの医療機器への該当性の事例集．

（文献 6 より引用改変）

おわりに

　繰り返しになるが，医療機器は医薬品と比べ物にならない広範囲の品目を含み，使い方，リスク，使用目的もまた広範囲である．研究に医薬品を用いる場合は侵襲性があり，介入がされると素直に考えられるが，医療機器を用いる場合は侵襲性がある場合とない場合があり，介入にあたる場合と当たらない場合もある．そのため，医療機器を用いる研究では，本来は侵襲性の程度や介入にあたるか否かを個々のケースで丁寧に検討すべきである．また，ICT 技術の進歩に伴い単体のコンピュータプログラムも医療機器に該当するとされ，最近は人工知能（AI）を用いた医療機器も登場している．

　医薬品にもまして科学技術の進歩が直接的に関係する分野であり，短期間に全く新しい技術が登場する世界でもある．法にはこのような医療機器のも

つ特徴が十分に反映されていないため，しばらくの間は医療機器を用いる臨床研究についての混乱が続くことも考えられる．法は施行後5年程度で見直しが行われるので，その際には医療機器の臨床研究が，より安全かつ効果的に行えるような改正が行われることを願う．

■ 引用文献 ■

1) 厚生労働省：臨床研究法の対象となる臨床研究等の事例集について（その1）（平成30年10月16日）(https://www.mhlw.go.jp/content/10800000/000366416.pdf)．
2) 方眞美：薬事政策 (https://www.pmda.go.jp/file/000226975.pdf)．
3) 三菱UFJリサーチ＆コンサルティング：平成28年度厚生労働省医政局経済課委託事業，医療機器の保険適用に関するガイドブック（平成29年3月）(https://www.mhlw.go.jp/file/06-Seisakujouhou-10800000-Iseikyoku/0000176118.pdf)．
4) 厚生労働省：平成30年度保険医療材料制度改革の概要 (https://www.mhlw.go.jp/file/06-Seisakujouhou-12400000-Hokenkyoku/0000197552.pdf)．
5) 医薬品医療機器総合機構：各種関連通知 (http://www.pmda.go.jp/review-services/drug-reviews/about-reviews/devices/0039.html#2)．
6) 厚生労働省：プログラムの医療機器への該当性に関する基本的な考え方について（平成26年11月14日，平成30年12月28日一部改正）(http://www.pmda.go.jp/files/000227451.pdf)．
7) 厚生労働省医政局研究開発振興課：臨床研究法の施行等に関するQ&A（統合版）について（令和元年11月13日）(https://www.mhlw.go.jp/content/10800000/000566065.pdf)．

3

臨床研究法と先進医療

国立がん研究センター研究支援センター生物統計部 部長
柴田 大朗

> **POINT**
> - 先進医療は，将来的な保険導入のための評価を行うもの（評価療養）として，現時点では保険診療となっていない先進的な医療技術等を既存の保険診療と併用することを認める制度である．
> - 平成20（2008）年に先進医療制度の前身である高度医療評価制度が作られ，これによって，薬事法上の未承認・適応外の医薬品・医療機器等を「人を対象とした医学系研究に関する倫理指針」に従う臨床試験下で保険診療とともに用いることができるようになった．
> - 先進医療制度を利用して臨床研究法に基づく臨床研究を行う場合，両者の制度と法律に基づく手続きに則って慎重に対応する必要があり，相応の支援体制なしに実施することは困難である．

1. 先進医療制度と臨床研究法

わが国の医療保険制度では，保険診療として認められている医療とともに保険診療として認められていない医薬品・医療機器の使用や医療行為を行うことは原則として許容されておらず，いわゆる「混合診療」とよばれる問題が生じる．臨床試験のなかには，確立した複数の医療行為のなかでいずれがよいのかを判断するために行われるものもあるが，少なくはない割合で未確立の医療行為の有効性・安全性評価を行うものが含まれる．そのため，臨床試験，特に，臨床研究法（以下，法）の対象となる臨床試験を実施する際に

は，保険診療との関係を慎重に検討する必要性が生じる．

本項では，前述の問題を解消しうる制度である先進医療制度の概要と臨床研究法の下で行われる臨床試験の計画・実施時の留意点について解説する．

2. 経緯

臨床試験のうち，「医薬品，医療機器等の品質，有効性及び安全性の確保等に関する法律」（以下，薬機法）の下で行われる治験・医師主導治験については，いわゆる「混合診療」の問題が回避できる制度が設けられており，大きな混乱は生じない．具体的には，薬機法上の未承認・適応外となる医薬品・医療機器等の費用部分については，保険診療として実施できないものの，保険外併用療養費制度により，その他のすでに保険診療として，実施可能な診療部分にかかわる費用についてはこの制度下で保険診療として実施が可能であり，両者を合わせて実施することが認められている（未承認・適応外となる医薬品と同種同効薬を併用する場合の費用や検査にかかわる費用等について細かな規定があるが，本項では詳細は省略する）．

一方，薬機法の下で行われる治験・医師主導治験以外の臨床試験に関しては，未承認・適応外となる医薬品・医療機器の使用を伴う場合，保険診療の枠組みのなかで実施するための制度が平成20（2008）年まで存在しなかった．

1980年代に設けられた制度である高度先進医療では，研究開発段階の医療技術は対象とされないこととなっており，そのため薬事法（当時）上の未承認・適応外の医薬品・医療機器を用いた医療技術は対象外となっていた．

しかしながら，平成20（2008）年に高度医療評価制度が作られ，このような状況に対応するための手段の1つとなった．すなわち，薬事法上の未承認・適応外の医薬品・医療機器等を用いる臨床試験などを対象とし，保険外併用療養費制度の下で治験・医師主導治験と同様にいわゆる「混合診療」が実施できる仕組みである．高度先進医療は臨床試験等の研究としての枠組みでは実施されていなかったが，高度医療評価制度下では臨床試験として「人を対象とした医学系研究に関する倫理指針」に従い研究というかたちで実施することとなった．

3. 先進医療の制度の概略

1 健康保険法の下での評価療養

先進医療とは,「厚生労働大臣が定める高度の医療技術を用いた療養その他の療養であって,保険給付の対象とすべきものであるか否かについて,適正な医療の効率的な提供を図る観点から評価を行うことが必要な療養」として厚生労働大臣(以下,厚労大臣)が定める「評価療養」の1つである(健康保険法等の一部を改正する法律)[1]. 現行の健康保険法の下での評価療養として,「医薬品,医療機器,再生医療等製品(医薬品等)の治験にかかわる診療」,「薬機法承認後で保険収載前の医薬品等の使用」,「薬価基準収載医薬品の適応外使用(用法・用量・効能・効果の一部変更の承認申請がなされたもの)」,「保険適用医療機器,再生医療等製品の適応外使用(使用目的・効能・効果等の一部変更の承認申請がなされたもの)」とならび,「先進医療」もその1つとして含まれている.

先進医療は,将来的な保険導入のための評価を行うもの(評価療養)として,現時点では保険診療となっていない先進的な医療技術等を既存の保険診療と併用することを認める制度であることから,その実施には保険医療機関に対する条件や実施の条件等が付されることとなる.

2 先進医療Aと先進医療B

先進医療は先進医療Aと先進医療Bとの2つの種類に分けられ,それぞれ届出の手続き,届出後の先進医療技術審査部会・先進医療会議での評価方法,保険医療機関の施設基準の定め方や医療技術の実施方法,進捗状況や結果の報告方法等に差がある. 先進医療Aは医薬品等の未承認・適応外使用を伴わない医療技術(ただし体外診断薬についてはその侵襲性の低さなどの理由から先進医療Aに含まれる)であって,臨床試験のような枠組みの下で医療技術の評価を行う必要性の低い医療技術となっている.

一方,先進医療Bは,未承認・適応外使用を伴う医薬品等,あるいは未承認・適応外使用は伴わないものの(たとえば,すでに薬機法上の承認を取得したものであるものの)保険診察として適切か否かを判断するために臨床試験の枠組みの下で厳密な有効性・安全性の評価が必要になるような医療技術

が対象となる．

正確には，以下の①と②が先進医療A，③と④が先進医療Bと分類される[2]．

> ① 未承認等の医薬品，医療機器もしくは再生医療等製品の使用または医薬品，医療機器もしくは再生医療等製品の適応外使用を伴わない医療技術（④に掲げるものを除く）
> ② 以下のような医療技術であって，当該検査薬等の使用による人体への影響が極めて小さいもの
>   1）未承認等の体外診断用医薬品の使用または体外診断用医薬品の適応外使用を伴う医療技術
>   2）未承認等の検査薬の使用または検査薬の適応外使用を伴う医療技術
> ③ 未承認等の医薬品，医療機器もしくは再生医療等製品の使用または医薬品，医療機器もしくは再生医療等製品の適応外使用を伴う医療技術（②に掲げるものを除く）
> ④ 未承認等の医薬品，医療機器もしくは再生医療等製品の使用または医薬品，医療機器もしくは再生医療等製品の適応外使用を伴わない医療技術であって，当該医療技術の安全性，有効性等に鑑み，その実施にかかわり，実施環境，技術の効果等について特に重点的な観察・評価を要するものと判断されるもの．

ただし，ある医療技術が先進医療Aと先進医療Bのいずれに該当するかについては，最終的には先進医療会議において振り分けの判断が下されることとなっている．

3 先進医療Bとして実施する場合の条件

先進医療A，先進医療Bとして実施する場合の条件は，前述の上記通知[2]に記されているが，特に先進医療Bについては，医療技術の内容に応じた指針，臨床研究法または再生医療等安全性確保法に適合していること，臨床研究のデータの信頼性確保のため，データマネジメント体制，多施設共同研究を行う場合は，多施設共同研究としての実施可能なモニタリング体制等の確保に努めていること，等が明示的にあげられている．

さらに，「当該試験計画と同様の試験計画で治験が実施されていないこと」

との条件があることにも注意が必要である．

4. 先進医療技術審査部会・先進医療会議における評価

　法の下で行われる臨床試験を前提とした場合，先進医療Bに該当することが多いと考えられる．以下，先進医療Bに対する先進医療技術審査部会・先進医療会議における評価の流れを説明する．
　以下に紹介する各種届出書類の様式等の詳細については，厚生労働省（以下，厚労省）のwebサイトを参照されたい[3]．

1 前提となる認定臨床研究審査委員会の承認

　まず，当該臨床試験が認定臨床研究審査委員会（certified review board：CRB）で承認されていることが前提であり，そのうえで新規技術を先進医療Bとして，保険診療との併用を希望する保険医療機関（申請医療機関）の開設者が「先進医療実施届出書」を医政局研究開発振興課に提出することになる．その際，法に基づく臨床試験の場合には，先進医療実施届出書に記載する「実施責任医師」は臨床研究法上の「研究責任医師」と同一とすべきこと，また，多施設共同研究の場合には，申請医療機関の実施責任医師（研究責任医師）を法上の「研究代表医師」とすることが求められている[4]．

2 先進医療技術審査部会・先進医療会議の評価を受ける必要性

　その後，先進医療技術審査部会において技術的妥当性，試験実施計画等が審査され，先進医療会議において科学的評価が行われる．
　法に基づく厚労大臣への実施計画の提出および情報の公表は，これらの先進医療技術審査部会および先進医療会議で「適」として認められたあとに行うこととされており[4]，特に先進医療技術審査部会・先進医療会議で実施計画等の修正が必要となる指摘がなされた場合には，その修正について再度，CRBの意見を聞き「承認」を得るよう定められている．これに限らず，臨床研究法への対応と先進医療関連の手続きとの前後関係は誤解が生じやすい点

である．複数の各種法令に従い慎重な手順を踏む必要があり，**通常の臨床研究支援体制よりも手厚い，相応の支援体制なしに実施することは困難**と思われる．

　なお，先進医療技術審査部会の評価のプロセスで試験内容・計画に変更が生じた場合，先進医療会議に諮る前に倫理審査委員会，CRB あるいは特定認定再生医療等委員会の「承認」を得る必要があるとされていたが，先進医療の評価期間の長期化が懸念され，この先進医療会議に先立つ CRB の審査は省略可能となり，届出時の内容からなんらかの変更が生じた場合には先進医療会議後に CRB の「承認」を得ればよいとの手続きに変更された[5]．

3 先進医療の評価のポイント

　先進医療技術審査部会においては，医師・生命倫理の専門家ないしは法律家・生物統計学の専門家によって会議に先立って，**「実施体制の評価」，「倫理的観点からの評価」，「試験実施計画書等の評価」**がなされ，その評価結果に基づき先進医療技術審査部会の審議を経て，「適」，「条件付き適」，「継続審議」，「不適」の判定が下される．その後，先進医療会議においては先進医療技術審査部会の評価結果を踏まえ，担当構成員によって，**「社会的妥当性（社会的倫理的問題等）」，「現時点での普及性」，「効率性」，「将来の保険収載の必要性」**の観点から先進医技術としての適格性が事前に評価され，先進医療会議の審議を経て最終的に「適」，「条件付き適」，「否」の判定が下される．これらの評価表は評価担当構成員のコメント，ならびに，事前の評価担当構成員と申請医療機関との間の照会事項・回答の文書，会議当日の審議内容の速記録とともに公開されている[6,7]．

　医療技術にもよるが，一般的な倫理審査委員会等で通常行われる審議と比して相対的に詳細なコメント・質疑応答がなされているケースも少なからずあり，先進医療 B の臨床試験を計画・準備する際には，関連する疾患領域・類似の医療技術等の審議経過の資料を収集し閲覧しておくことが，先進医療技術審査部会・先進医療会議での議論の傾向や評価の論点を把握するうえで有益である．

5. 先進医療の告示とその後の手続き

1 認定臨床研究審査委員会による変更・修正内容の承認

　先進医療会議において「適」との判断が下された場合，前述のとおり，実施計画等に変更・修正が生じている場合にはその変更・修正内容についてCRBに諮り「承認」を得る必要がある．その後，厚労大臣からの先進医療告示がなされ，地方厚生（支）局では告示で規定される日に先進医療実施届出書が受理される取扱いとなる．先進医療実施届出書が受理されると，その旨の通知が申請医療機関に送付されるため，その写しを申請医療機関から保険局医療課に送付する必要がある．また，臨床研究法の下での臨床試験の場合にはJapan Registry of Clinical Trials（jRCT，臨床研究実施計画・研究概要公開システム）への登録を行い，その登録ID番号を医政局研究開発振興課に報告することとなる．

　地方厚生（支）局からの通知を受けた保険医療機関は，地方厚生（支）局が先進医療実施届け出書を受理した日の属する月の翌月（受理日が月の初日の場合はその月）より，当該新規技術を保険診療と併用可能となる．ただし，jRCTへの登録・公開が完了している必要がある．

2 先進医療実施中の定期報告

　先進医療Bとして臨床試験を実施している間は，実施医療機関ごとの実施状況等の公表，年に1回の定期報告が必要となる．この定期報告は全先進医療について毎年6月末時点での実績を8月末までに地方厚生（支）局に報告することとされている．ただし，今後，特定臨床研究については，法の下での定期報告とタイミングを合わせて報告することになる旨，手続きが変更される可能性がある[4]．

　定期報告に基づき実施症例数（登録症例数）が把握できるため，先進医療技術審査部会・先進医療会議の場でこの結果を踏まえた進捗状況に対する照会が生じる可能性もある．

　その他，安全性報告等も必要であり，先進医療の実施に伴う重篤な有害事象または不具合が発生した場合，申請医療機関を経由して厚労省への報告が必要となる．特に，法の下で臨床試験が行われている場合には，法第13条お

よび第 14 条で規定される報告を行えば，別途先進医療制度の下での報告は省略できることとされている．さらに，当該臨床試験内の安全性にかかわる情報とは別に，国内外を問わず，実施する先進医療にかかわる国民の生命，健康の安全に直接かかわる危険情報の収集に努めることが求められており，当該情報を厚労省に報告することが必要となっている．さらに，先進医療 B では，安全性や有効性の観点から特に慎重な評価が必要と考えられる場合，先進医療技術審査部会や先進医療会議において承認された試験期間中に実績報告が求められる場合がある．たとえば，当該医療技術に対する自験例がない場合・少ない場合に一定数の患者が登録された段階で安全性の確認をすることを目的としてこのような報告が求められることがある．そのような場合には求められた試験期間または症例数に達した場合，速やかに，厚労省医政局研究開発振興課に報告することが求められている．

3 先進医療技術審査部会への報告と審議

　法の下で臨床試験を実施する際には，法律の定めるところにより従来に比して研究実施中の研究計画（プロトコール，試験実施計画書）の改訂，それに伴う実施計画の変更が多数生じることになる．この点に関連して，**試験実施計画書の改訂・実施計画の変更が生じた場合には，先進医療届出書の改訂等関連書類の変更とともに厚労省医政局研究開発振興課への報告が必要であり，かつ，多くの場合で先進医療技術審査部会における審議が必要**となる．

　先進医療 B として臨床試験を実施している場合には，この改訂・変更が先進医療技術審査部会で認められるまで，改訂・変更後の試験実施計画書に基づいた試験遂行ができないことに注意が必要である．たとえば，適格規準を広げる変更を行うとして，CRB において変更が承認されても，先進医療技術審査部会でその変更が認められるまでは拡大した適格規準に合致する集団に属する患者の臨床試験への登録はできないということである．

　しかしながら，この方針は，臨床試験の実務においては時に問題を引き起こす．たとえば，安全性の観点から薬剤の減量規定を変更するというケースを想定してみていただきたい．先進医療技術審査部会での変更が認められるまで当該規定変更が適用できないことは被験者に対する安全性の担保が困難になるという意味で問題が生じる．特に毒性の強い治療を行う疾患領域（がん領域の臨床試験など）ではこれが実務上の大きな問題となる．このように被験者に対して倫理的観点から問題が生じ得る場合には，厚労省医政局研究

開発振興課に早い段階で相談するべきである.

6. 先進医療終了時の手続き

前述の定期報告とは別に,臨床試験の主たる解析が終了した時点・最終解析が終了した時点で総括報告書を作成し,厚労省医政局研究開発振興課に提出することとなる.ただし,ここで「主たる解析」とは主要評価項目とその治療法の臨床的評価に必要な主な副次評価項目の解析時点,「最終解析」とは付加的に行う予後の調査等を含めた全データ(主たる解析にかかる更新結果も含む)を指す[8].

総括報告書は ICH E3「治験の総括報告書の構成と内容に関するガイドライン」(1996)に沿った形式で作成することとされている.**この総括報告書は,先進医療技術審査部会で「有効性」,「安全性」,「技術的成熟度」に加え,「薬事未承認の医薬品等を伴う医療技術の場合,薬事承認申請の効率化に資するかどうか等についての助言」の観点で評価を受ける.**

通常は臨床医および生物統計学の専門家が 1 名ずつ,場合によっては技術専門委員が追加されるかたちで部会に先立ち評価が行われ,部会の場で議論がなされ,先進医療会議に報告される.

学会発表や論文公表を行う場合には速やかに「(主たる解析時点での)総括報告書」を厚労省医政局研究開発振興課に提出するよう求められていることに注意が必要である[8].なお,臨床研究法に基づく研究の場合には,(先進医療制度の下での)総括報告書提出時に,主要評価項目報告書または(法の上の)総括報告書の概要を添付する必要があり,これらはあらかじめ CRB で「承認」されたものを提出することとなる.

7. その他の留意点

先進医療の制度は薬機法の下での治験・医師主導治験の運用と異なり,さらに法に従わなければならないケースでは特に,実務上対応しなければならない事項が膨大となる.また,新たな運用の取り決めが先進医療技術審査部会・先進医療会議でなされることも少なくない.そのため,厚労省の web サイトに掲載される先進医療技術審査部会・先進医療会議の資料[6,7]や,適宜更

新されるQ&A[8]についても目をとおしておく必要がある．さらに，診療報酬上の扱いについても留意が必要である．たとえば，先進医療において発生した副作用等の診療の費用が保険給付の対象になるか否か，特定臨床研究に対する保険診療上の扱い等の実務的な内容について，疑義解釈も提示されているが[9, 10]，関連事項がさまざまな文書に分かれて記載されているため，関連資料[11]等を読み込む必要がある．

すべてのルールを微に入り細にわたって，知り尽くすことは困難であるとも感じられるが，法令で求められる事項について適切に対応する必要があることはいうまでもない．法・先進医療制度で，要求される事項を満たす試験実施計画書を作成するだけではなく，法令に対応できるような水準の臨床研究支援体制を構築するなどの準備が肝要である．

■ 引用文献 ■

1) 厚生労働省：先進医療の概要について（https://www.mhlw.go.jp/stf/seisakunitsuite/bunya/kenkou_iryou/iryouhoken/sensiniryo/index.html）．
2) 厚生労働省：「厚生労働大臣の定める先進医療及び施設基準の制定等に伴う実施上の留意事項及び先進医療に係る届出等の取扱いについて」の一部改正について（https://www.mhlw.go.jp/seisakunitsuite/bunya/kenkou_iryou/iryouhoken/sensiniryo/minaoshi/dl/tuuchi01.pdf）．
3) 厚生労働省：届出書等の様式及びその記載要領等について（https://www.mhlw.go.jp/seisakunitsuite/bunya/kenkou_iryou/iryouhoken/sensiniryo/minaoshi/）．
4) 厚生労働省：「厚生労働大臣の定める先進医療及び施設基準の制定等に伴う手続き等の取扱いについて」の一部改正について（平成30年3月26日）（https://www.mhlw.go.jp/seisakunitsuite/bunya/kenkou_iryou/iryouhoken/sensiniryo/minaoshi/dl/tuuchi02.pdf）．
5) 厚生労働省：先進医療B試験の評価過程の運用について，第70回先進医療会議資料（平成30年12月6日）（https://www.mhlw.go.jp/content/12401000/000441508.pdf）．
6) 厚生労働省：先進医療技術審査部会（https://www.mhlw.go.jp/stf/shingi/other-isei_127310.html）．
7) 厚生労働省：先進医療会議（https://www.mhlw.go.jp/stf/shingi/other-hoken_129195.html）．
8) 厚生労働省：先進医療実施に係るQ&A（https://www.mhlw.go.jp/seisakunitsuite/bunya/kenkou_iryou/iryouhoken/sensiniryo/minaoshi/dl/qanda.pdf）．
9) 厚生労働省保険局医療課：疑義解釈資料の送付について（その11）（平成29年5月26日）（https://www.mhlw.go.jp/file/06-Seisakujouhou-12400000-Hokenkyoku/0000165993.pdf）．
10) 厚生労働省保険局医療課：疑義解釈資料の送付について（その13）（平成31年4月3日）（https://www.mhlw.go.jp/content/12400000/000498613.pdf）．
11) 厚生労働省：平成30年度診療報酬改定について（https://www.mhlw.go.jp/stf/seisakunitsuite/bunya/0000188411.html）．

MEMO

MEMO

編者略歴

藤原康弘
独立行政法人医薬品医療機器総合機構（PMDA）理事長

1984年 広島大学医学部医学科 卒業，呉共済病院研修医，国立がんセンター病院内科レジデントを経て1989年 国立がんセンター研究所薬効試験部 研究員，1992年 広島大学病院総合診療部 助手，その後，米国メリーランド大学等で臨床薬理学，第Ⅰ相試験を研鑽．1997年 国立衛研・医薬品医療機器審査センターで新薬審査に従事．2002年 国立がんセンター中央病院 医長，部長を経て，2010年 副院長，2012年 国立がん研究センター企画戦略局長．2019年より現職．また2011〜2013年 内閣官房医療イノベーション推進室 次長を併任．
専門：腫瘍内科学，分子薬理学，レギュラトリーサイエンス

現場で使える臨床研究法

2019年7月15日　1版1刷　　　　　　　　　　©2019
2020年11月10日　　2刷

編　者
　　藤原康弘
　　ふじわらやすひろ

発行者
　　株式会社 南山堂　代表者 鈴木幹太
　　〒113-0034　東京都文京区湯島4-1-11
　　TEL 代表 03-5689-7850　　www.nanzando.com

ISBN 978-4-525-06011-4　　　定価（本体3,000円＋税）

JCOPY ＜出版者著作権管理機構 委託出版物＞
複製を行う場合はそのつど事前に(一社)出版者著作権管理機構（電話03-5244-5088，FAX 03-5244-5089，e-mail: info@jcopy.or.jp）の許諾を得るようお願いいたします．

本書の内容を無断で複製することは，著作権法上での例外を除き禁じられています．また，代行業者等の第三者に依頼してスキャニング，デジタルデータ化を行うことは認められておりません．

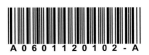